《常见现场应急救护及案例分析》

编委会

主　编　韩　琳（甘肃省人民医院/兰州大学）

副主编　王　青（兰州大学）

史素杰（兰州大学）

刘金萍（甘肃省人民医院）

伍彦俊（甘肃省人民医院）

编　委　樊　落（兰州大学第一医院）

卜小丽（兰州大学）

杨濮瑞（兰州大学）

黄姮毅（兰州大学）

贾瑞瑞（兰州大学）

杨艳丽（兰州大学）

罗　琪（兰州大学）

杨蕊萍（甘肃省人民医院）

陈艳丽（甘肃省人民医院）

扇艳霞（甘肃省人民医院）

杨桂云（甘肃省人民医院）

常见现场应急救护及案例分析

CHANGJIAN XIANCHANG YINGJI JIUHU JI ANLI FENXI

韩 琳 主编

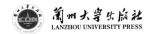

兰州大学出版社
LANZHOU UNIVERSITY PRESS

图书在版编目（CIP）数据

常见现场应急救护及案例分析 / 韩琳主编. -- 兰州 ：
兰州大学出版社，2024. 6. -- ISBN 978-7-311-06695-6

Ⅰ．R459.7

中国国家版本馆 CIP 数据核字第 20246ST734 号

责任编辑　陈红升
封面设计　倪德龙

书　　名　常见现场应急救护及案例分析
作　　者　韩　琳　主编
出版发行　兰州大学出版社　（地址:兰州市天水南路222号　730000）
电　　话　0931-8912613(总编办公室)　0931-8617156(营销中心)
网　　址　http://press.lzu.edu.cn
电子信箱　press@lzu.edu.cn
印　　刷　兰州银声印务有限公司
开　　本　787 mm×1092 mm　1/16
印　　张　11.75
字　　数　247千
版　　次　2024年6月第1版
印　　次　2024年6月第1次印刷
书　　号　ISBN 978-7-311-06695-6
定　　价　78.00元

序 言

　　现场应急救护是新时代应急管理的重要内容和医疗卫生服务体系的重要组成部分，也是挽救生命和减少伤害进一步发展的关键，在满足人民群众医疗急救需求、应对突发公共卫生事件等方面起着重要作用。为加强突发事件紧急医学救援工作、提升现场应急救护管理水平、规范现场急救行为和提高现场急救能力，我们编写了《常见现场应急救护及案例分析》。

　　本书汇集了国内外应急救护领域的先进经验和最新学术进展，凝聚了众多医疗及护理专家的智慧与实践经验。全书内容丰富，结构合理，逻辑清晰，注重理论与实践结合。本书分为5章，内容包括常用现场急救技术、常见创伤现场急救、常见急症现场急救和环境及理化因素损伤现场急救等。在编写过程中，我们深知现场应急救护工作的复杂性和重要性，书中采用了大量的临床真实案例，并对其进行深入分析，使读者在学习理论知识的同时，能够更好地了解如何应对现场急救中的实际情况和挑战，以提升应急救护能力。全书内容既有理论知识的深入讲解，也有操作技能的详细描述，内容通俗实用、图文并茂，便于读者理解。

　　本书适用于各级急救中心、急救站和网络医院等从事院前医疗急救工作的医务人员，以及从事现场急救的各级医联体的从业人员。同时，本书也可作为现场医疗急救管理专业师生教学的参考书籍。希望本书能够成为广大应急救护人员的得力助手，帮助他们在救护现场做出正确的判断和操作、争取宝贵的救治时间，为患者提供及时、有效和个性化的救护服务。期待广大读者在使用本书的过程中提出宝贵的意见和建议，以便我们不断改进和完善，使其更加符合临床实践的需求。

最后，衷心感谢甘肃省交通运输厅、甘肃交建项目管理有限公司对本书编写工作的支持与帮助，感谢所有参与编写的专家和医护人员的辛勤付出。希望《常见现场应急救护及案例分析》能够为提升现场应急救护水平，有效减轻各类突发事件对人民群众身心健康和生命安全的危害，保护人民群众的生命安全贡献力量。

编者

2024 年 5 月

目 录

第一章
绪 论

现场应急救护是指在生产、生活等社会环境中，针对突然发生的危重急症、意外伤害等，能立足于现场，在第一时间就地展开救治，即在事发现场和转运途中给予伤病员及时、正确的救援措施。这种快速有效的应急救助对个体和社会至关重要，它不仅有助于拯救生命，还能降低伤害程度，减轻社会负担。

本章将从实践出发，介绍现场应急救护的基本理论、概念及操作流程，以及一些常见情况下的应急救护技巧和策略。希望通过本章的介绍和学习，读者能够更好地理解和掌握现场应急救护的重要性和技术要点，提高自身的应急救援能力和素质，更好地为他人和社会服务。

第一节概述将介绍现场应急救护的概念和重要性，并简要介绍本章的内容。在第二节检伤分类中，将详细讨论现场救援人员如何对伤者进行分类和诊断，以及如何快速采取有效措施救助伤者。在第三节现场应急救护中，将介绍一系列现场救护技能和应对策略，以帮助救援人员掌握必要的技能。在第四节伤病员转运中，将探讨如何安全、高效地将伤者转运至医疗机构进行治疗。

本章节涵盖从现场救援人员如何快速响应到如何有效地救助伤病员的所有关键步骤。希望通过介绍这些处理措施和技能，能够帮助读者在现场应急救护中更加游刃有余，从而更好地保护生命和财产安全。

第一节 概述

一、现场应急救护的概念

（一）现场应急救护

现场应急救护是指对在生产、生活环境中突然发生的危重急症和意外伤害等，第一时间在现场进行的救护措施。即在事发地点，"第一目击者"对伤病员实施有效的初步紧急救护措施，以拯救生命，减少伤残和减轻痛苦。随后，再通过医疗救护或现场救护服务系统，将伤患者迅速送到最近的医疗机构，进行进一步救治。

（二）"大救援"观

现场应急救护需要各相关部门的配合和支持，具备"大救援"观念。所谓"大救援"，包括社会性救援、医疗救援和"第一目击者"救援，是一个系统工程，是实现现场应急救护工作的重要组成部分。在面对突发事件时，仅依靠少数人或等待医护人员是不现实的，广大"第一目击者"在现场也要发挥重要作用。因此，向公众普及急救知识，使他们掌握先进的救护理念和技能，成为"第一目击者"，能够在现场实施初步紧急救护措施。随后，通过医疗救护或应急医疗服务系统将伤病员迅速送达最近的医疗机构进行下一步救治，从而实现"挽救生命、减轻伤残"的目标，为安全生产和健康生活提供必要的保障。

二、现场应急救护的基本任务

（一）维持镇定有序的指挥

在灾祸突发时，要保持冷静，切忌惊慌失措，迅速指挥现场人员呼叫医务人员并对伤病员进行必要处理。

（二）迅速排除致命和致伤因素

包括移开重物、带中毒人员撤离现场、清除呼吸道内的阻塞物等，以保障生命安全并减轻伤害。如果是触电意外，应立即切断电源，保证周围环境安全。

（三）检查伤病员的生命体征

检查伤病员呼吸、心跳、脉搏情况。必要时进行胸外按压和人工呼吸。

（四）现场紧急处理伤情

1.创伤出血者，应立即就地取材包扎止血，可用加压包扎或指压止血等。

2.如有腹腔脏器脱出或颅脑组织脱出或膨出，可用干净毛巾、软布料或搪瓷碗等加以保护。

3.骨折者用木板等临时固定。

4.意识昏迷者，未明确病因前，注意观察心跳、呼吸、两侧瞳孔大小等。有舌后坠者，应将舌头拉出或用别针穿刺固定在口外，以防窒息。

（五）迅速且正确转运

根据伤情和病情选择适当的工具进行转运，并在运送途中随时注意伤病员的病情变化。

三、现场应急救护的原则

（一）确保安全

急救人员到达现场时，应迅速评估周围环境，确认安全后再实施现场救护；如地震、火灾、煤气泄漏事件或刑事案件的现场，急救人员应迅速启动救援医疗服务系统，与多部门协作采取防护措施，确保自身安全，同时确保伤病员脱离危险环境后再实施救护。

（二）预防感染

急救人员应做好个人防护和伤病员的保护工作。在处理伤病员伤口前，应尽量戴上医用手套和口罩；在处理大量出血的外伤时，应戴上防护眼镜或防护面罩；在进行人工呼吸时，应使用呼吸面膜或呼吸面罩。

（三）及时、合理救护

将拯救伤病员生命放在第一位。如现场伤病员较多且情况复杂，同时存在轻症和危重症伤病员时，应优先抢救危重症伤病员，后抢救轻症伤病员，合理分配和利用有限的时间、人力、物力，重点抢救有生还希望的伤病员，待病情许可后再进行转运。如伤病员出现心脏骤停，应立即进行心肺复苏，再针对病因进行治疗；对于创伤后大出血的伤病员，应立即止血，随后对伤口进行包扎处理，并密切观察止血效果。

（四）心理支持

在面对突发疾病或意外伤害时，伤病员可能会因缺乏心理准备而出现紧张、恐惧、焦虑等各种心理反应。因此，急救人员应保持冷静，同时给予伤病员关心和安慰，帮助他们保持冷静，并鼓励他们以积极的心态配合急救工作。

第二节 检伤分类

一、检伤分类的种类

（一）按现场情景分类

根据现场情景，检伤分类可分为急救伤病员分类、ICU伤病员分类、突发事故伤员分类、战场伤员分类、大规模伤员分类等，其中突发事故伤员分类、战场伤员分类和大规模伤员分类适用于灾害救援时，旨在在救援人员、仪器设备和药品资源有限的情况下，确定急救优先级和需转运的伤员，以确保尽可能多的伤员获得最佳治疗效果。

（二）按伤员收治分类

1.收容分类

收容分类是指救治机构人员将伤病员初步分为不同类别。其目的是迅速、准确地识别出需要紧急救治的伤病员，以便将他们从危险环境中转移出来，并安排到相应的区域或科室接受进一步检查和治疗。

2.救治分类

救治分类是确定救治实施顺序的分类。其主要是将轻、中、重度伤病员分开，以便确定救治优先顺序。首先需要评估伤病员的伤情严重程度，确定相应的救护措施，并结合伤病员数量和可利用的救护资源决定救治的顺序。

3.后送分类

后送分类是确定伤病员尽快转运到特定医疗机构顺序的分类。应根据伤病员的伤情紧迫性和耐受性、需采取的救护措施，以及可选择的后送工具等因素，来决定伤病员的后送顺序、后送工具及目的地。

二、检伤分类的原则

（一）快速分类原则

在分类过程中，要尽量避免在单个伤病员身上停留时间过长，平均每名伤病员的分类时间应保持在1分钟以内。

（二）分类分级原则

在分类时要灵活掌握分类标准，根据伤病员的情况进行分类，并据此安排救护顺序。先重后轻，优先救治病情危重但有存活希望的伤病员，并合理调配救护资源。

（三）救命优先原则

现场检伤分类时通常不包括对伤病员的治疗，只进行简单、可稳定伤情但不过多消耗人力的急救处理。在伤病员出现危及生命的情况时，如大出血、呼吸道梗阻、张力性气胸等，可以先救治后分类，或在救治过程中进行分类。

（四）自主决策原则

检伤人员有权根据现场需要和可利用资源等情况，自主决定伤病员流向和医学处置类型。对于有明显感染征象的伤病员要及时隔离，对于没有存活希望的伤病员可以放弃治疗。

（五）重复检伤原则

医护人员应定期对伤病员再次进行伤情评估，在转运过程中要密切注意对伤病员的动态评估和再次分类。

（六）公平有效原则

现场分类的基本伦理原则是要尽可能地挽救更多的伤病员，同时兼顾公平性和有效性。

需要注意的是，以上原则仅适用于突发事件现场医疗救援资源不足，无法满足每个伤病员的救治需求时，旨在最大限度地提高伤病员的存活率。

三、检伤分类的常用方法

（一）简明检伤分类法

简明检伤分类法（simple triage and rapid treatment，START）是一种国际通用的快速简单分类、快速救治的方法，1983年由美国加利福尼亚州的霍格医院医护人员及纽波特比奇消防局工作人员共同创建，适用于大规模伤亡事件（mass casualty incident，MCI）现场短时间内大批伤员的初步检伤。该方法由最先到达的急救人员根据伤病员的呼吸、循环和意识状态进行快速判断，将伤病员分为四个组，分别用红、黄、绿和黑色标识。具体分类操作流程见图1-1，在分类过程中，医务人员仅为伤病员提供必需的急救措施，如开放气道、止血等，强调在每位伤病员身上评估和处置的时间不超过30秒。

1.检伤等级分类

（1）立即处理（immediate，红色标识），必须在1小时内接受治疗；

（2）延迟处理（delayed，黄色标识），不能行走，2小时内转运到医院；

（3）步行伤员/轻伤（walking wounded/minor，绿色标识），可自行走动，没有严重创伤；

（4）死亡/无优先级（deceased/expectant，黑色标识），由合格医疗人员或随行医务人员宣布死亡。

2.检伤分类流程

（1）行动检查

对能够自如行动（能走）的伤病员进行轻伤标记，标绿标；不能行走者进行第二步检查。

（2）呼吸检查

若伤病员无呼吸，需要开放气道：仍无呼吸者标黑标，恢复呼吸者若呼吸频率大于或等于30次/分为危重伤员，标红色；呼吸频率小于30次/分者进行第三步检查。

（3）循环检查

若桡动脉搏动不存在，或甲床毛细血管充盈时间大于或等于2秒，或脉搏大于或等于120次/分，为危重伤员，标红标；甲床毛细血管充盈时间小于2秒，或脉搏小于120次/分，进行第四步检查。

（4）清醒程度

不能回答问题或执行指令者，标红色；能够正确回答问题和执行指令者，标黄色。

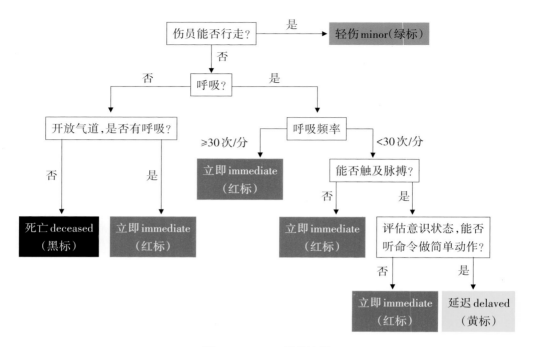

图1-1　START操作流程

（二）儿童快速检伤分类法

Jump START（jump simple triage and rapid transport）是美国最广泛应用的儿童检伤分类方法，其适用于8岁以下儿童。它的分组方法和分类依据与START相似，但根据成人和儿童之间主要生理差异，特别是呼吸衰竭的概率、呼吸频率和遵循指示的能力，做出了相应修改。具体包括：

（1）对于能够行走的轻伤儿童，强调再次分类；

（2）对于开放气道后仍无自主呼吸的患儿，需要检查脉搏，如果能触及脉搏，则立即给予5次人工呼吸，若恢复呼吸，将其分类为红色组；仍无自主呼吸者，则分类为黑色组；

（3）对于有自主呼吸的患儿，如果呼吸频率小于15次/分或大于45次/分，则分类为红色组；

（4）使用AVPU量表来评估患儿的意识状态，即警觉（alert）、语言（verbal）、疼痛（pain）和无反应（unresponsive），根据患儿对A、V、P的反应或无反应来指导分类。具体操作流程见图1-2。

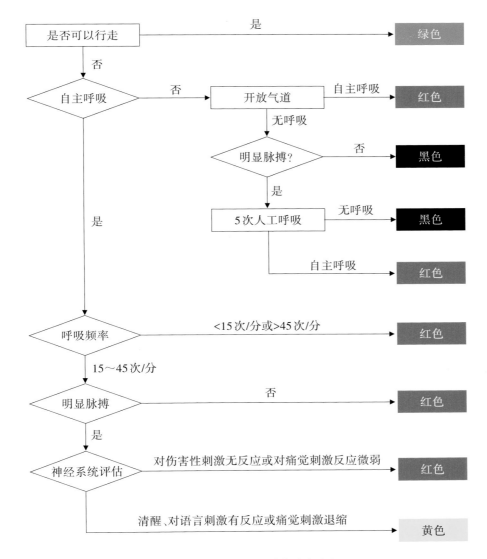

图1-2 Jump START检伤分类流程

（三）SALT检伤分类法

SALT检伤分类法是一个综合的预检分诊系统，涵盖了检伤分类、紧急救治、后续处置与转送等方面，适用于大规模伤亡事件。该系统包括分类（sort）、评估（assessment）、挽救生命（life-saving intervention）以及处置/转送（treatment/transport）。具体见图1-3。

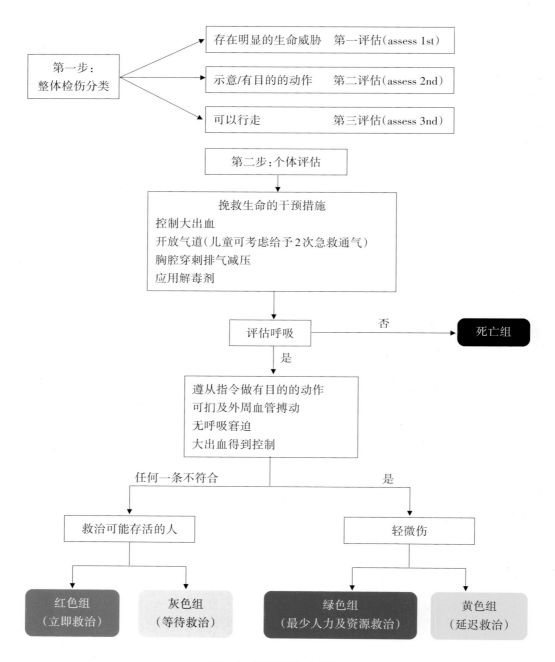

图1-3　SALT检伤分类法

（四）萨科检伤分类法

　　萨科检伤分类法（sacco triage method，STM）考虑了时间和设施等资源因素，不仅对伤员进行分流，还根据呼吸频率、脉搏、运动反应和年龄进行评分，然后计算其生存率或死亡率。根据得分情况，将伤员贴上不同颜色的标签：得分0～4者，贴黑色标签；得分5～8者，可能在医疗干预后存活，贴红色标签；得分9～10分者，可能需要医疗干预，若存在行动迟缓，贴黄色标签；得分11～12分，无需医疗干预，且行动不迟缓者，贴绿色标签。评级完成后，情况通报给指挥中心，以便分配医疗资源。目前，STM 是唯一应用经验推导的分诊方法，也是唯一基于可用资源实时改变伤病员优先级的系统，已被证明可以准确地对成年伤病员进行死亡风险高低的划分，研究也已证实了其预测儿童群体死亡率方面的准确性，但由于其专有性质，STM 在经济欠发达地区的实际应用尚不太普遍。

表 1-1　STM 检伤分类法

呼吸频率（次/分）	脉搏（次/分）	运动反应	年龄	评分
–	–	–	75+	-2
–	–	–	55～74	-1
0	0	无反应	15～54	0
1～9	1～40	伸展或屈曲	8～14	1
36+	41～60	回缩	0～8	2
25～35	121+	动作局限	–	3
10～24	61～120	遵从口令	–	4

（五）修正检伤分类排序法

修正创伤评分（triage revised trauma score，T-RTS）是一种基于修正的创伤评分法的现场分检方法，主要根据 Glasgow 评分、呼吸频率和收缩压进行分类，总分为 0～12 分，分值越低，创伤程度越严重，具体评估流程见表 1-2。应用于院前急救时，只要伤员在现场满足 Glasgow 评分 GSC 小于 13 或收缩压小于 90mmHg 或呼吸频率大于 29 或小于 10 的任一异常生理指标，即达到转送至医院的标准。

表 1-2　Triage Sort 评分

	4分	3分	2分	1分	0分
呼吸频率（次/分）	10～29	≥30	6～9	1～5	0
收缩压（mmHg）	≥90	76～89	50～75	1～49	0
Glasgow 评分	13～15	9～12	6～8	4～5	3

四、检伤分类的标志

（一）红色

红色代表危重伤，优先级最高。伤情非常紧急，危及生命，生命体征不稳定，需要立即进行基本生命支持，并在 1 小时内转运到指定医疗单位进行救治。

（二）黄色

黄色代表中重伤，次优先级。生命体征稳定但有严重损伤，存在潜在生命危险。这类伤员允许在一定时间内延缓处理和后送，但应在4～6小时内得到有效治疗。

（三）绿（或蓝）色

绿（或蓝）色代表轻伤，最低优先级。伤情不紧急，伤员能行走，损伤较小，可能不需要立即入院治疗。

（四）黑色

黑色代表致命伤。指已经死亡、没有生还可能性、治疗为时已晚的伤员。

第三节　现场应急救护

一、现场应急救护的内容、目的及特点

（一）现场应急救护的内容

现场应急救护强调了最初在现场的快速判断与早期初步救助，包括：

1.实施地点：事发现场或转送医院途中，因此现场急救又叫做院前急救或者院外急救。

2.实施人员：受害者本人、"第一目击者"、医护人员。

3.实施方法：最基本救护技术，如心肺复苏术、体外除颤、止血包扎、搬运固定等。

（二）现场应急救护的目的

当意外突如其来发生时，惊慌失措是人的本能，作为第一目击者必须学会第一时间冷静下来，沉着处理，学会如何随机应变、如何就地取材，目的主要有三个（3P）：

1. preserve life——维持生命

2. prevent further injury——减轻痛苦，防止伤势或病情恶化

3. promote recovery——促进康复

（三）现场应急救护的特点

1.紧迫性：现场应急救护需要在事故发生后的第一时间内进行，时间紧迫，要求施救者迅速作出反应。

2.简便性：应急救护措施相对简单易行，普通人经过基本的急救培训后即可掌握和实施。

3.有效性：通过正确的急救措施，可以有效稳定伤者病情，减轻痛苦，甚至挽救生命。

4.有限性：现场应急救护的条件和设备有限，施救者只能进行基本的救助，最终需要专业医疗人员进行进一步治疗。

5.普及性：急救知识和技能的普及能够显著提高现场应急救护的效果，因此，急救培训在公众中的普及具有重要意义。

二、现场应急救护的抢救原则及步骤

（一）现场应急救护的抢救原则

现场急救的任务是在最短的时间内采取有效的急救措施和技术，以最大限度地减轻伤病员的痛苦，降低致残率和致死率，为医院后续抢救提供基础支持。在现场急救中，存活机会较高的伤病员应该得到优先抢救。此外，还需遵守以下原则：

1.先复苏，后固定

针对有心跳、呼吸骤停且伴有骨折的伤病员，应首先采取心肺复苏，直到心跳、呼吸恢复后再进行骨折固定。

2.先止血，后包扎

对于大出血且有伤口的伤病员，应立即采取止血措施，如间接指压法、止血带止血法等，然后进行伤口消毒和包扎。

3.先救重伤病员，后救轻伤病员

遇到垂危的和较轻的伤病员时，应先抢救重伤病员。

4.先急救，后转运

在急救后，应立即转运伤病员到医院，过程中不应停止抢救，继续观察病情变化，保持平稳，注意保暖，快速、平安地到达目的地。

5.急救与呼救并重

遇到急危重症伤病员，急救与呼救应同时进行。如果遇到成批伤病员，应同时争取到大量急救外援。在外援到达后，应有计划、有组织地进行抢救、分类、转送伤病员等工作。

（二）现场应急救护的抢救步骤

1.保证现场安全

在现场急救时，一个前提就是现场必须是安全的，不能存在任何的安全隐患或危险因素。如果是在高速公路、火灾现场、地震灾难现场，或者触电，那么我们就不能第一时间就地抢救，需要及时地解除危险因素，或者是将伤病员搬离，方可施救。

2.统一指挥

往往见于群体伤害，或者是大灾难现场；如何进行有效的处理，已不仅局限于个体，而必须动员多方面的力量甚至是全社会的力量参与援救，各部门联合行动，包括指挥与信息系统、后勤保障系统、交通与紧急医疗救援系统，以及新闻报道、安全保卫、防疫与环境监测等部门。

3.评估伤情

（1）个体急救现场：对伤者来说，需要快速有效地评估其生命体征，在确定生命体征平稳的情况下，进行进一步的详细伤情检查。

1）检查伤病者意识状态：首先高声呼唤伤病员"喂！先生/女士，您怎么啦？"再轻拍伤病员的面颊或双肩，婴儿拍击足跟或掐捏其上臂。如果伤病员对呼唤、轻拍无反应，婴儿不能哭泣，可判断其意识丧失。

2）检查伤病者气道是否通畅：解开衣领口、领带、围巾等，戴上手套或替代品用手迅速清除伤病员口、鼻内异物，如呕吐物、痰、血块等。对于意识不清没有颈椎骨折者，可用压额提颌的方法开放气道；对于意识不清疑有颈椎骨折者，可用仰头举颌法开放气道。

3）检查伤病者是否有呼吸：扫视伤病员胸部，观察是否有起伏。若判断伤病员没有呼吸或濒死叹息样呼吸时，应立即进行口对口（口对鼻、口对口鼻）、口对呼吸面罩等人工呼吸救护措施。

4）检查伤病者是否有脉搏：检查大动脉有无搏动，若无搏动，应立即开始胸外心脏按压等人工循环。

5）检查伤病者瞳孔变化：瞳孔是否缩小或呈针尖样。

6）检查伤病者局部情况：在确保伤病员脱离生命危险情况下，检查全身各部位是否有出血、骨折、脏器脱出、皮肤感觉丧失等情况。

（2）群体急救现场：对于群体伤害现场，首先要进行检伤分类，根据分类结果决定救治顺序，通常将伤病员分为四类：

1）一类：重伤，红色标记，须立即处理，如气道梗阻、窒息、大出血、休克、胸腹开放性创伤、面积大于50%（或颜面部）烧伤等；

2）二类：中度，黄色标记，次优先处理，短时期内不会危及生命，如小于50%烧伤、开放性（复合型）骨折、脊柱损伤等；

3）三类：轻度，绿色标记，延期处理，伤病员行动自如，只是一些轻微的损伤，如软组织挫伤、轻微的肌肉拉伤等；

4）四类：死亡，黑色标记，不处理，如伤病员头颈胸腹任一部位损毁或缺失，没有生还可能性，没有任何的救治价值。

通过检伤，决定救治顺序，先重后轻，先急后缓，先红色、后黄色、再绿色、最后黑色，红色是第一救治，可以通过检伤分类卡来标记。

4. 寻求救援

寻求救援的方法有很多，呼叫、呼救，最常使用的方法是拨打120急救电话。

（1）拨打120急救电话并提供必要信息

在电话中描述意外事件的类型、发病和受伤情况；提供伤病者所在准确位置；对于群体伤情况，描述大致受伤人数、伤势、性别及年龄分布；说明特殊情况，如煤气罐泄漏、火灾、高处坠落、多车连环碰撞等；提供求助者的联系电话号码；在提供信息后，先让120电话台挂断电话；若是围观者拨打求助电话，需告知现场急救人员。

（2）远程求救

通过火光，或者烟雾等；通过手电筒的闪射，或者是口哨的声音，进行SOS求救，一般的节奏为"三短-三长-三短"。

5.就地抢救

一般在没有明确伤情的情况下，强调就地施救，注意抢救时不要轻易搬动伤病员，以防其重要脏器，或是中枢神经系统损伤。

6.及时转运

转运过程中，如果是群体性伤害事件，要服从统一指挥，按照分类检伤救治顺序，迅速安全转运，医护与搬运人员应协调配合，避免转运途中的二次伤害。

7.途中监护

转运途中的监护也必不可少，在急救车中，如果还在做心肺复苏的需要继续做心肺复苏，此外还可以给予对症处理，如氧气吸入、药物支持等。

三、现场应急救护的应用场景

（一）为呼救伤病员提供急救

对伤病员提供急救是现场救护的首要和常见任务。对于短时间内有生命危险的伤病员，必须进行现场急救，以挽救其生命或维持其生命体征；对于情况紧急但短时间内尚无生命危险的伤病员，需要进行现场紧急处理以稳定伤病员病情、减少痛苦并避免并发症的发生；对患慢性病的伤病员，无需现场急救，只需提供或协助伤病员转运。

（二）灾害性事故发生时的紧急救护

当发生自然灾害、事故灾难或公共安全事件等灾害时，由于伤病员数量多、伤情重、情况复杂，在做好自身安全防护的前提下，除了需要做好现场的医疗救援，还需要与现场公安、消防等部门紧密配合；遇到突发公共安全事件时，需要根据实际情况执行相应的抢救预案。

（三）执行特殊任务时的救护

特殊任务包括在当地举行的大型集会、重要会议、国际赛事等的救护值班。在执行这类任务时，需要强化责任意识，严禁离岗，随时为可能发生的各种意外事件做好准备。

（四）普及急救知识和技能

为了实现非专业医护人员和专业医护人员的紧密衔接，应大力普及基本急救知识和技能，使得现场的"第一目击者"能够在第一时间给伤病员进行必要的初步急救。可以通过电视、网络等途径对公众进行科普教育，或者专门对红十字会成员、司机、警察、导游、志愿者等进行专项培训。

四、现场应急救护的"生命链"

"生命链"是指从现场"第一目击者"开始，到专业急救人员抵达并进行抢救的一系列过程，它由5个互相联系的环节组成。前四个环节被称为早期环节，包括早期呼救、早期心肺复苏、早期心脏除颤和早期高级生命支持。此外，还包括整合的心脏停止后照护。具体流程见图1-4。

IHCA（院内心脏骤停）

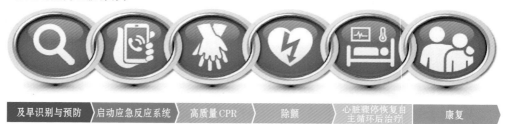

OHCA（院外心脏骤停）

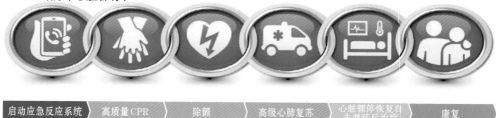

图1-4　现场救护"生命链"

（一）早期呼救

这是"生命链"的起始环节，包括对伤病员发病时意识丧失或无呼吸等最初症状的识别，拨打"120"急救电话，启动急救医疗系统。

（二）早期心肺复苏

这是"生命链"的第二环节，"第一目击者"对伤病员进行心肺复苏对于伤病员的生存至关重要。在专业急救人员到达现场进行高级生命支持之前，这是伤病员所能获得的最关键的救护措施。

（三）早期心脏除颤

这是"生命链"的第三环节，也是最容易促进伤病员生存的环节。尽早找到并使用自动体外除颤器（AED），遵循设备的语音和视觉指示实施心脏除颤并尝试恢复正常心律，对于提高心跳骤停伤病员的生存率具有显著效果。

（四）早期高级生命支持

这是"生命链"的第四环节，指专业急救人员赶到后，越早实施"高级生命支持"，包括气道管理、药物治疗和高级心肺复苏技术等，越有利于恢复患者自主循环、稳定病情。

（五）综合性心脏骤停后护理

患者在医接受全面的后续治疗，包括监测、治疗心脏问题、管理其他并发症和康复等，这些措施有助于提高患者的长期生存率和生活质量。

这些环节共同构成了一个完整的急救体系，旨在通过及时、有效的干预措施最大限度地提高患者的长期生存率和生活质量。为了确保这五个环节的实施，加强公众对应急救护知识和技能的掌握至关重要。我国政府对此高度重视，召开了应急救护工作研讨会，并确立了应急救护培训普及率目标。目前，全国已有数百万人接受了应急救护培训，政府还在不断加大资金的投入和培训力度。只有实现知识的普及化、抢救的现场化、结构的网络化、急救的社会化，"生命链"才能发挥其应有的作用，挽救更多的生命。

五、急救人员自身安全防护

现场急救时，首先应确保排除险情，再进行救治。急救人员在进行急救时，应保持高度的自我保护意识。在进入现场之前，首要任务是评估现场环境是否安全，以及危险程度的大小。根据评估结果，再决定是否进入现场。此外，在现场急救时，应防止发生交叉感染的情况。由于在急救过程中，急救人员可能会接触到伤病员的体液或血液，如果急救人员的皮肤有伤口，就有可能通过伤口感染诸如乙型肝炎等经体液、血液传播的病毒。因此，急救人员在急救前后应使用流动水洗手。在接触伤病员的伤口前，最好戴上一次性医用橡胶手套，有条件的话还可以穿上橡胶围裙和戴上护目镜。这样可以避免接触伤病员的体液或血液，并防止体液溅入眼睛。在进行人工呼吸时，应尽量减少与伤病员的口对口直接接触。同时，当接触利器及尖锐物品如玻璃片等时，急救人员应特别小心，以避免手指划伤。

第四节　伤病员转运

伤病员的转运是将经过现场初步急救的伤病员送至医疗条件更完备的医院的过程。在转运过程中，应根据实际情况选择适当的转运方式和工具，确保动作轻巧、敏捷和协调，途中密切观察伤病员病情变化，必要时再进行急救处理。当伤病员被送到医院后，陪同人员应向医护人员详细说明伤病员的病情和急救处理经过，以便院方进行进一步处理。

一、掌握转运医院的指征

有下列情况的伤病员应及时转运：

1. 转运途中没有生命危险。
2. 应当实施的急救处置已全部完成。
3. 伤情有变化，已经处置。
4. 骨折已固定。

二、对暂缓转运的伤病员要及时救治

针对暂缓转运的伤病员要进行基本生命支持，在第一时间要松开伤病员的衣物，以利于伤病员呼吸，并且迅速摆好伤病员体位；保持伤病员呼吸道通畅，生命体征平稳，减少搬动；缓解伤病员的紧张情绪，如果伤病员是清醒的，则可以和伤病员积极交流并进行心理上的安慰，减轻伤病员的精神负担；注意保温，很多伤病员由于出血等原因致使体温下降，从而导致伤病进一步加重，甚至诱发休克；清醒者应给予温热饮料或淡糖盐水补充体液，但是意识不清醒者应禁食，必要时应给予高级生命支持。有下列情况之一的暂缓转运：

1. 休克症状尚未纠正，病情不稳定。
2. 颅脑伤疑有颅内高压，可能有脑疝。
3. 颈髓伤并有呼吸功能障碍。
4. 胸、腹伤后病情不稳定。
5. 骨折固定不确定或未经妥善处理者。

三、转运途中救护

在完成现场急救处理后，应根据伤病员病情的轻重缓急，使用急救车依次运送。这样既有助于疏散现场的伤病员，也有利于中重度伤病员得到进一步的救治。在转运过程中，要确保各类生命支持的管道如氧气管、输液管等保持通畅，以防受到挤压、扭曲、打折、移位或脱出。同时，应密切观察病情变化，进行动态心电监护，密切监测血压、脉搏、呼吸和血氧饱和度的变化。对于颅脑损伤的伤病员，要特别注意观察瞳孔和意识的变化，警惕脑疝的发生。对于多发性肋骨骨折的伤病员，应注意观察其呼吸情况，防止出现张力性气胸。要保持呼吸道通畅，发现异常情况及时处理。遵照医嘱用药并做好相关记录，随时做好进行抢救的准备。同时，应将伤病员的情况同步报告给医院的相关科室，准备绿色通道，并制定好抢救和检查流程，以确保伤病员入院后能及时得到检查、接诊或抢救以及手术治疗，从而提高抢救成功率。

（王青，黄姮毅）

第二章
常用现场急救技术

现场急救技术是现代急诊医学的核心部分。随着社会经济的发展和人们生活方式的变化，心脑血管、呼吸消化等各类急症的发病率逐年上升。此外，由于自然灾害的频发以及交通事故和其他创伤的增多，建立包括"院前急救—医院急诊室—危重症监护病房"三个环节所构成的完整急救体系成为当务之急。其中，院前急救是首要任务，更是基础，现场急救技术是每一个急救人员必须掌握的重要院前急救技术。

第一节　外伤急救技术

外伤急救技术主要是指止血、包扎、固定及搬运等技术。在现场特殊条件下，不论何种性质、何种部位的外伤，都会使用这些最基本的急救技术，这些技术若能得到及时、正确、有效的应用，往往能在挽救伤员生命、防止病情恶化、减少伤员痛苦及预防并发症等方面起到极其重要的作用。因此急救人员必须熟练掌握外伤急救技能。在实施现场外伤救护时，现场人员要沉着、冷静、迅速地开展急救工作。急救原则是先抢后救，先重后轻，先急后缓，先近后远；先止血后包扎，固定后再搬运。

一、止血

血液作为生命的源泉，对人类至关重要。一个健康的成年人，其全身血量约占体重的7%～8%。短时间内的大量失血，可能会对伤员的生命构成威胁，甚至引发严重的并发症。因此，采取有效的止血措施在急救过程中至关重要。其主要目的在于控制出血、保持足够的循环血量、防止休克的发生，从而挽救生命。

（一）用物准备

常用的止血材料包括无菌敷料、各类止血带（如橡皮止血带、卡式止血带、充气式止血带和旋压止血带等）、三角巾以及绷带等。在紧急情况下，如果没有合适的止血材料，可以就地取材，如毛巾、手绢、布料或衣服等进行止血。

（二）出血的分类

1.根据出血部位分类

（1）外出血

指血液从伤口流出，在体表可见到出血。

（2）内出血

指血液流入体腔或组织间隙，在体表看不见，例如颅内出血、胸腔内出血、腹腔内出血和皮肤瘀斑等。

2.根据出血时间分类

（1）原发性出血

指受伤当时发生出血。

（2）继发性出血

指在原发性出血停止后，经过一定时间，再次发生的出血。

3.根据出血血管分类

（1）动脉出血

血液颜色鲜红，自近心端喷射而出，随着脉搏而冲出，一般失血量较大。

（2）静脉出血

血液颜色暗红，自远心端缓缓流出，呈持续性。

（3）毛细血管出血

血液颜色浅红，由创面渗出，看不清大的出血点。失血量与创面大小有关。具体见图2-1。

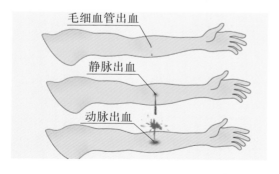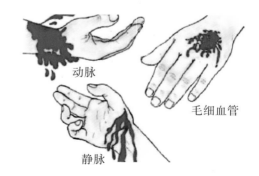

图2-1　不同出血类型

在上述三种血管出血类型中，动脉出血的失血量最大，控制难度最高，危险性也最大；毛细血管出血的失血量最小，最容易控制（通常能够自行凝固），危险性最小。

（三）出血的临床表现

1.局部表现

对于外出血，由于其易于观察，所以发现较为容易。但如果在夜间或衣物过厚时，可能较难察觉。通常，可以根据衣物、鞋子和袜子被血液浸湿的程度，以及血液在地面上的积聚情况，还有伤员的全身状况来判断失血量。对于内出血，除了局部外伤的迹象外，在受损的组织中还可能出现各种特异性的症状。

2.全身症状

如果出现全身症状，情况可能较为严重。全身症状包括神志不清、面色苍白、四肢厥冷、出冷汗、脉搏细速、血压下降、口渴和少尿等，因出血量、出血速度不同临床表现也有所不同，出血严重时可能引发休克甚至导致死亡。

（四）止血的方法

常见的止血方法有指压止血法、包扎止血法、加垫屈肢止血法、填塞止血法和止血带止血法等。

1.指压止血法

通过用手指、手掌或拳头压迫伤口近心端的动脉，以阻断动脉血供，达到临时止血的目的。虽然动脉血供通常会有侧支循环，指压止血法的效果有限，但这仍然是一种应急止血的有效措施。在进行指压止血时，应准确掌握按压部位，适度施加压力以实现止血效果，同时注意不要压迫时间过长。具体见图2-2。

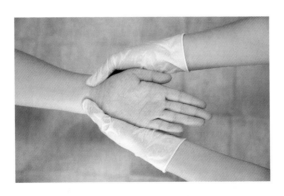

图2-2　指压止血法

止血点的压迫位置因出血部位的不同而有所差异。例如，头部、颈部和面部出血时，可以压迫颈总动脉。颈总动脉经过第六颈椎横突前方上行，在环状软骨外侧（即胸锁乳突肌中点处），用力向后按压，即可将颈总动脉压向第六颈椎横突上，以达到止血的目的；但需注意，不能同时压迫双侧的颈动脉，以免阻断全部脑血流。当头部或额部出血时，可在耳门前方、颧弓根部压迫颞动脉；面部出血则压下颌角前下凹内的颌下动脉，头部后部出血可压迫耳后动脉。

若上臂出血，可在锁骨上摸到血管搏动处后，向后下方按压锁骨下动脉；对于上臂上部以下的出血，可以压迫腋动脉。当发生前臂和手部外伤出血时，可在上臂的中部肱骨压迫肱动脉；手部出血，可在手腕两侧压迫桡动脉和尺动脉；手指出血可压掌动脉及指动脉。

大腿出血时，可用两手拇指重叠在腹股沟韧带中点的稍下方，或者用手掌根将股动脉压在耻骨上进行止血；小腿出血，在腘窝中腘部压迫腘动脉；足部出血，可在踝关节的前后方压迫胫前动脉及胫后动脉。若整个下肢大出血，则可在下腹正中用力压迫腹主动脉。具体情况参考图2-3。

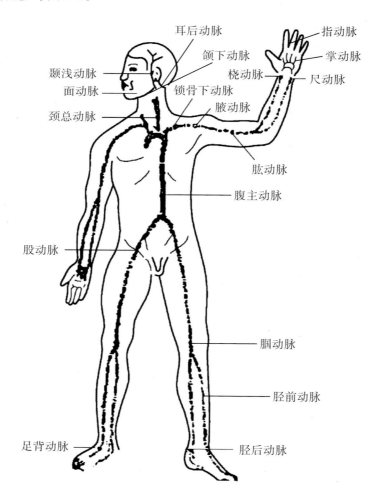

图2-3　不同出血部位的止血压迫点

2.包扎止血法

对于那些伤口较浅，仅涉及小血管或毛细血管损伤，出血量较少的情况，可以采用包扎止血法。特别是对于体表和四肢的小动脉、中小静脉或毛细血管出血，可以采用加压包扎止血法。

（1）加压包扎止血法

在进行加压包扎时，应将无菌敷料或衬垫覆盖在伤口上，确保其覆盖面积超过伤口周边至少3 cm。随后，通过施加一定压力（如使用绷带、三角巾、网套等材料）在包扎伤口的敷料上，以达到止血的目的，具体见图2-4。

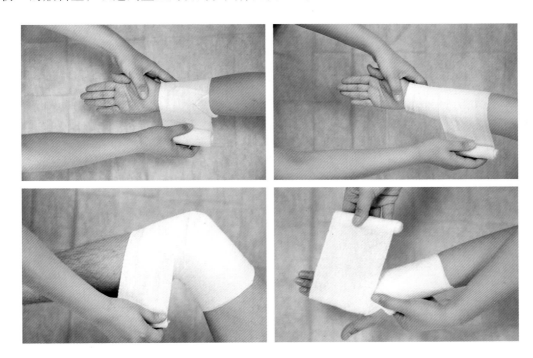

图2-4　加压包扎法

（2）间接加压止血法

将消毒纱布或干净的手帕、毛巾等敷料覆盖在伤口上，然后用三角巾、手帕、毛巾或布条等材料，折成带状后缠绕在受伤的肢体上；在缠绕时要拉紧并打结，或者使用木棒、笔杆、筷子等棒状物体，在打结处进行旋转拧紧固定。这样施加一定的压力后，就能有效地止血。如果伤口内有异物（如小刀、玻璃片等）残留，应保留异物，并在伤口边缘用敷料等将异物固定。随后，使用绷带、三角巾等对伤口边缘的敷料进行加压包扎，以确保止血效果。具体见图2-5。

3.加垫屈肢止血法

当前臂或小腿出血时，可以在肘窝或腘窝放置纱布垫、棉花团、毛巾或衣服等物品，然后屈曲关节。接下来，使用三角巾、绷带或头巾将屈曲的肢体紧紧地缠绑起来。如果是上臂出血，可以在腋窝加垫，使前臂屈曲于胸前，然后用三角巾或绷带将上臂紧紧地固定在胸前。当大腿出血时，可以在大腿根部加垫，屈曲髋关节和膝关节，然后使用三角巾或长带子将腿紧紧地固定在躯体上。对于四肢出血量较大，肢体没有骨折或关节脱位的情况，可以选择使用这种加垫屈肢止血法。但是，应每隔40～50分钟缓慢放松3分钟左右，同时注意观察肢体远端的血液循环，以防止肢体缺血坏死。具体见图2-6。

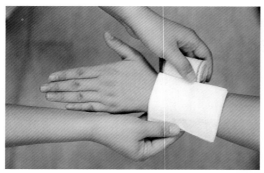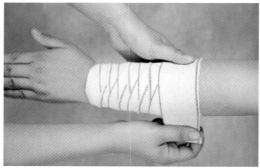

图2-5　间接加压包扎法

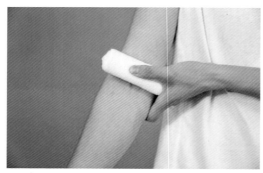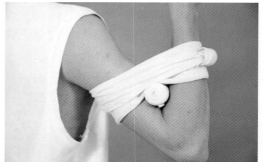

图2-6　加垫屈肢止血法

4.填塞止血法

对于四肢出现较深、较大的伤口，或者盲管伤、穿透伤等情况，可以采用消毒纱布等敷料将伤口填塞，然后再使用加压包扎法进行包扎。具体见图2-7。

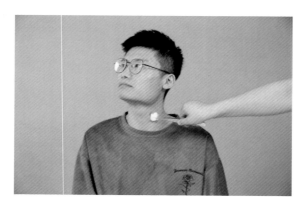

图2-7　填塞止血法

5.止血带止血法

在进行止血带操作时，首先要将一块软布，如毛巾或口罩等，垫在要放止血带的部位，以保护皮肤不受损伤。然后，将止血带放置在肢体适当的位置，例如上肢应放在上臂的中上1/3处，而下肢则放在大腿的中下1/3处。救助者需要用左手的拇指、食指和中指握住止血带的头端，右手则将橡皮管拉紧并绕肢体一圈后压住头端。接下来，右手继续持止血带绕肢体一圈，并将尾端放入左手的食指和中指之间。然后，用食指和中指夹持止血带的尾端，从两圈止血带下拉出一半，形成一个活结。这种方法适用于四肢有较大血管损伤、伤口较大或出血量较多，以及加压包扎等其他方法无法有效止血的情况。目前，常用的止血带有橡皮止血带、卡式止血带、充气式止血带和旋压止血带等。在紧急情况下，也可以使用绷带、三角巾、布条等物品替代止血带。具体见图2-8。

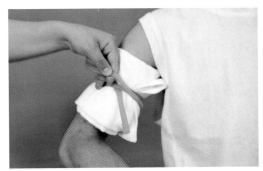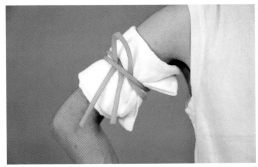

图2-8　止血带止血法

止血带使用不当可造成神经、软组织或肌肉损伤，甚至危及伤员生命，在使用止血带进行止血时，需要注意以下几点。

（1）材料选择

充气式止血带是较好的选择，它们能显示压力，提供更好的止血效果。应避免使用铁丝、电线等非专业替代品。

（2）部位恰当

止血带应扎在伤口的近心端，并尽量靠近伤口。操作时不应过分强调所谓的"标准位置"（以往认为上肢出血应扎在上臂的上1/3处，下肢应扎在大腿的中上部），也不应受前臂和小腿的"成对骨骼"的限制。止血带的具体位置应根据伤口情况灵活调整。

（3）压力适当

扎止血带的松紧度要适中，以能停止出血、远端摸不到动脉搏动，且止血带处于最松状态为宜。一般来说，上肢施加的压力标准为250～300 mmHg，下肢为300～500 mmHg。

（4）标记明显

使用止血带的伤员应在手腕或胸前衣服上做出明显的标记，并注明使用时间（24小时制），以便后续医护人员了解和处理。

（5）控制时间，定时放松

扎止血带的时间应尽量短，总时长不应超过5小时。在使用过程中，应每隔0.5～1小时放松一次，每次放松2～3分钟。在放松期间，应使用其他方法进行临时止血。需注意，根据2014年美国野外医学会发布的《关于恶劣环境下伤口初步处理指南》，不建议单纯为了间断提供肢体灌注而松开止血带，而应在有效止血的基础上尽可能减少扎止血带的时间。

（6）做好松解准备

在松止血带之前，应补充血容量，并做好抗休克和止血所需用品使用的准备。

（五）注意事项

1.在处理出血情况时，首先要对出血部位和出血量进行准确判断，以便确定采取何种止血方法。

2.当大血管受到损伤时，可能需要结合多种止血方法。对于颈动脉和股动脉等重要血管的损伤，应首先采用指压止血法，并立即拨打急救电话。如果转运时间较长，可以考虑使用加压包扎止血法。

3.在使用任何一种止血带时，都要记录时间，并注意定时放松。放松止血带时要缓慢进行，以防止血压波动或再次出血。对于布料止血带，由于其缺乏弹性，需要特别注意防止对肢体造成损伤。在增加压力时，不应过度压迫，以免造成不必要的伤害。

4.在对伤者进行止血处理时，操作人员应尽量戴上橡胶手套，做好自我防护，避免直接接触血液，降低感染风险。

二、包扎

包扎作为外伤的现场应急处理措施之一，具有极其重要的意义。及时且正确的包扎，不仅可以有效止血，减少感染风险，还能固定敷料和夹板等，对伤口起到保护作用，降低疼痛感。反之，如果包扎不当，可能会引发更严重的后果，如增加出血量、加重感染、造成新的伤害，甚至留下长期的后遗症。因此，在处理外伤时，必须采取正确的包扎方法，确保伤者的安全和健康。

（一）用物准备

常用的材料有无菌敷料、尼龙网套、各种绷带、三角巾、四头带或多头带、胸带、腹带、胶布、别针或夹子等。在紧急情况下若无合适的包扎材料，可就地取材，利用干净的衣服、毛巾、床单、领带、围巾等进行临时包扎。

（二）伤情评估

当肢体受到创伤时，如涉及骨折，包扎方法需要特别注意确保骨折部位得到正确的固定。如果躯体上受伤还伴有内脏损伤，如肝破裂或腹腔内出血等，首要任务是救治内脏损伤，不能只关注表面的伤口包扎。

对于头部损伤的情况，特别是伴有颅脑损伤，除了进行基本的包扎外，还需加强监测，即使患者自述没有明显不适，也需观察24小时。如果伤者出现头胀、头痛加重或恶心、呕吐等症状，可能存在颅内损伤，需要立即采取相应的救治措施。

在进行伤口包扎之前务必了解伤者是否有其他部位的损伤。尤其注意是否存在隐蔽的内脏损伤，以免错过救治时机。在处理伤口时，全面的检查和评估至关重要。

（三）包扎类型

1.环形包扎法

环形包扎法是绷带包扎最基础的方法。

适用于绷带包扎的起始和结束阶段，以及手腕部等肢体粗细相等的部位。

操作要点：首先，确保伤口已经用无菌或干净的敷料覆盖并固定好。然后，将绷带展开，第一圈环绕时稍微倾斜，与肢体呈45°。在环绕第二圈时，要将第一圈斜出的一角压入环形圈内。接下来，围绕肢体加压缠绕4～5圈，每圈都要盖住前一圈，确保绷带缠绕的范围超过敷料的边缘。最后，剪掉多余的绷带并用胶布固定，或者将绷带尾端从中央纵行剪成两个布条，然后进行打结。具体见图2-9。

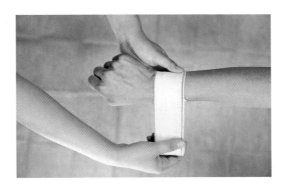

图2-9　环形包扎法

2.螺旋包扎法

适用于肢体粗细不等处，如前臂、小腿等，使绷带更加贴合。

操作要点：在确保伤口被无菌或清洁的敷料覆盖并固定的情况下，先按环形法缠绕两圈；从第三圈开始，上缠时每圈盖住前圈1/3或1/2呈螺旋形；最后以环形包扎结束，确保整体牢固且贴合肢体。具体见图2-10。

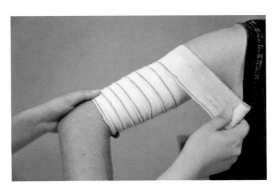

图2-10　螺旋包扎法

3.螺旋反折包扎法

适用于肢体粗细不等处，如前臂、小腿等。

操作要点：首先，确保伤口被无菌或清洁的敷料覆盖并固定。然后，按照环形法缠绕两圈绷带，再把每圈绷带进行反折，覆盖前一圈的1/3或2/3。接下来，从下往上进行缠绕。在折返的时候，按住绷带上面的正中央，用另一只手将绷带向下折返，再向后绕并拉紧。注意，折返的地方需要避开患者的伤口。最后，以环形包扎结束。具体见图2-11。

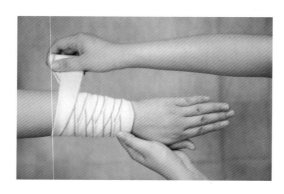

图2-11　螺旋反折包扎法

4.8字绷带包扎法

适用于手掌、踝部和其他关节处。

操作要点：首先从腕部开始包扎，进行两圈的环形缠绕。然后进行"8"字形的缠绕，包括手部和腕部。最后，将绷带的尾端在腕部固定。

对于直径不同或屈曲的关节，例如肘、肩、髋、膝等部位的操作方法：先屈曲关节，然后在关节的远心端进行两圈的环形包扎。右手将绷带从右下越过关节，向左上方绷扎，绕过后方，再从右上（近心端）越过关节，向左下方绷扎，形成"8"字形。每圈绷带应覆盖上圈的1/3至1/2，进行两圈的环形包扎后固定。具体见图2-12。

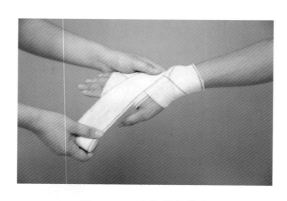

图2-12　8字绷带包扎法

5.蛇形绷带包扎法

适用于简单的敷料包扎或者夹板的固定。

操作要点：先将绷带按环形法缠绕数圈，再按照绷带的宽度作为间隔斜形上缠或下缠。具体见图2-13。

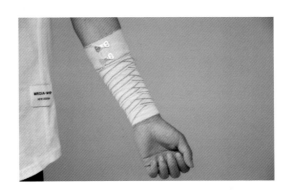

图2-13　蛇形绷带包扎法

6.回返包扎法

适用于包扎没有顶端的部位，如指端、头部、截肢残端等，伤口需用无菌或干净的敷料覆盖，并固定敷料。

操作要点：在进行两圈的环形包扎后，将右手的绷带向上反折，使其与环形包扎形成垂直。首先覆盖残端的中央部分，然后交替覆盖左右两边。左手需要固定住反折的部分。每圈的绷带应覆盖上圈的1/3到1/2。最后，再次进行两圈的环形包扎以固定。具体见图2-14。

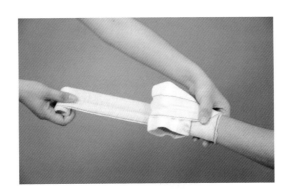

图2-14　回返包扎法

7.头部包扎法

适用于头顶部受伤者，有以下方法。

（1）风帽式包扎法：首先，在三角巾的顶角和底边中点各打一个结。将顶角结放置在额部，底边中点结放置在枕结节下方。然后，将两角向面部拉紧，并反折包绕下颌。

最后，两角交叉拉至枕后打结。具体见图2-15。

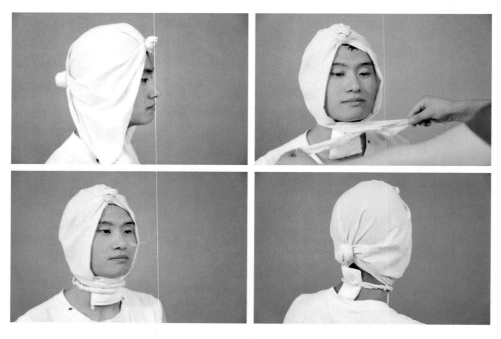

图2-15　风帽式包扎法

（2）顶部包扎法：将三角巾底边向上反折约3 cm后，其中点部分放前额（平眉），顶角拉至头后，将两角在头后交叉，顶角与两角拉至前额打结。具体见图2-16。

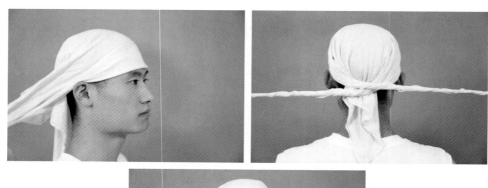

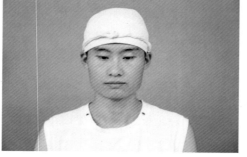

图2-16　顶部包扎法

（四）包扎要点

要做到快、准、轻、牢。

快，即动作敏捷迅速；

准，即部位准确、严密；

轻，即动作轻柔，不要碰撞伤口；

牢，即包扎牢靠，不可过紧，以免影响血液循环，也不能过松，以免纱布脱落。

（五）包扎注意事项

1.伤口先处理再包扎

在包扎之前，应先对伤口进行检查，进行简单的清创，并覆盖消毒敷料，然后再进行包扎。

2.包扎效果确切

包扎应牢固，松紧适度。包扎部位应准确、严密，不应遗漏伤口。如果发现包扎过紧的表现，如皮肤温度升高、颜色紫绀，甚至变黑，应立即松解，重新进行包扎。

3.包扎时做好防护

禁止用未戴手套的手直接触及伤口，避免用水冲洗伤口，禁止将脱出体外的内脏、骨折断端还纳。在包扎时，应让伤员保持舒适体位，伤肢体保持功能位，皮肤皱褶处与骨隆凸处应用棉垫或纱布作为衬垫，但要求特殊处理的伤口除外，如热水烫伤建议用凉水冲洗或冰敷，而暴露的皮肤黏膜等无菌创面不建议用生水冲洗，以防加重感染。

4.包扎应利于血液循环

包扎的方向应从远心端向近心端，便于静脉血液回流。在包扎四肢时，应将指（趾）端外露，以便观察血液循环。

5.打结位置恰当

在固定绷带时，结节应放在肢体外侧面，严禁在伤口、骨隆凸处和易于受压的部位打结。

6.松解包扎方法得当

在解除包扎时，应先解开固定结或取下胶布，然后使用两手相互传递松解。必要时，可以使用剪刀剪开或刀片划开。

三、固定

在救援中，固定术是一种重要的手段，主要用于预防和处理休克，防止伤口污染加重，以及保护患肢，避免神经和血管受到进一步损伤。在急救过程中，固定术的作用尤为突出。在选择固定器材时，应充分利用现地资源，如选用木质夹板、铅丝夹板或其他制式夹板，以及木棍、树枝条、硬纸板等。

（一）用物准备

四肢骨折的理想固定材料是夹板和石膏绷带。夹板的种类繁多，包括木质、金属、充气性塑料夹板或以树脂为材料制成的可塑性夹板。在紧急情况下，我们可以因地制宜，利用身边的物品如健侧肢体、树枝、竹片、木棒、厚纸板、报纸卷等进行替代。

石膏绷带主要由纱布绷带和熟石膏粉制成，经水浸泡后可以在一定时间内硬化定型，具有较强的塑形能力和稳定性。常见的石膏绷带类型包括传统医用石膏绷带、粘胶石膏绷带和高分子石膏绷带（高分子夹板）。高分子石膏绷带由于硬化速度快、透X线性能好、防水、透气以及重量轻、硬度大等优点，在临床应用中越来越广泛。

在进行固定时，还需要使用各种敷料，如棉花、纱布、衣服等，同时还需要用到三角巾、绷带、腰带、头巾、绳子等。对于其他部位的骨折，可能还需要使用锁骨固定带、颈托、脊柱板等特殊工具。

（二）各部位骨折的固定

1.四肢固定

（1）上臂骨折

在无夹板的情况下，上臂自然下垂并用三角巾固定在胸侧，然后使用另一条三角巾将前臂呈90°悬吊于胸前。若只有一块夹板，则将其置于上臂外侧；若有两块夹板，则分别放置于上臂的后外侧和前内侧，用带子固定骨折的上、下端，并将肘关节屈曲至90°。最后，采用上肢悬吊包扎法将上肢悬吊于胸前。具体见图2-17。

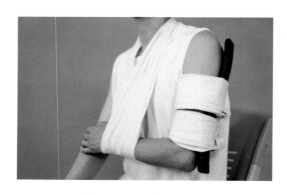

图2-17　上臂骨折固定

（2）前臂骨折

无夹板时，将伤侧前臂屈曲，手端略微抬高，用一条三角巾将上臂固定于胸前。夹板固定时，使伤侧肢体屈曲90°，拇指朝上。若只有一块夹板，应放置于前臂外侧；有两块夹板时，分别置于前臂内外侧，用绷带固定骨折的上、下端和手掌部，再使用大悬臂带将上肢悬吊于胸前。若使用充气式夹板，可将夹板套于前臂，并通过充气孔充气进行固定。具体见图2-18。

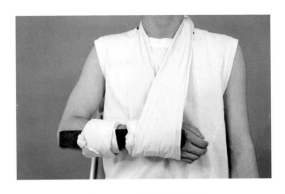

图2-18　前臂骨折固定

（3）大腿骨折

对于大腿骨折，需准备两个夹板。长夹板应放置在腋窝至足跟的位置，而短夹板则放置在大腿根部至足跟的位置。在腋下、膝关节、踝关节等骨隆起部位放置棉垫以保护皮肤，并在空隙处用柔软物品填充。使用绷带固定7个部位，先固定骨折上下两端，然后固定腋下、腰部、髋部、小腿和踝部。对于足部，应使用绷带进行"8"字形固定，使脚掌与小腿成直角功能位。如果只有一块夹板，则将其放置在伤腿的外侧，从腋下至足部。内侧夹板可以用健康的肢体代替，固定方法与上述相同。如果没有夹板，可以将两下肢并紧，中间加衬垫，将健康的肢体与受伤的肢体分段固定在一起。具体见图2-19。

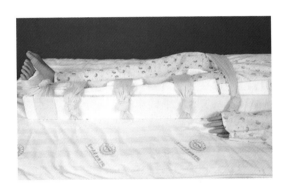

图2-19　大腿骨折固定

（4）小腿骨折

取两个夹板，长夹板应置于患腿外部，从髋关节至外踝，短夹板应置于大腿根部内侧至内踝；在膝关节、踝关节等骨隆凸部位，应放置棉垫以保护皮肤，并在空隙处用柔软物品填实；用绷带固定5个部位，先固定骨折上下两端，再固定髋部、大腿及踝部；足部用绷带"8"字形固定，确保脚掌与小腿成直角功能位。若无夹板，也可用大腿无夹板固定的方法进行固定。具体见图2-20。

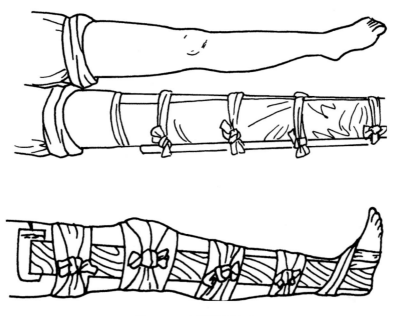

图 2-20　小腿骨折固定

2.锁骨骨折固定

固定人员应将膝盖顶在伤员的背部，位于两肩胛骨之间，同时用双手将伤员的肩膀逐渐往后拉，使胸部尽量向前挺出。随后，安放锁骨固定带，并调整其松紧度，以确保牢固稳定。具体见图 2-21。

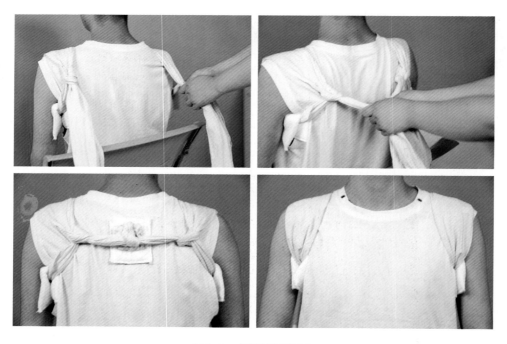

图 2-21　锁骨骨折固定

3.脊柱骨折固定

（1）颈椎骨折

使用颈托与脊柱板联合固定法，适用于有颈椎损伤者。

1）颈托的使用：先用手固定伤员头部为正中位；将五指并拢，测量伤员锁骨至下颌角之间的宽度（颈部高度）。根据伤员颈部的高度，选择合适的颈托或调节颈托至合适的宽度；先将颈托上固定红点对准一侧下颌角，固定颈托于下颌部，另一侧从颈后环绕，两端粘贴固定。具体见图2-22。

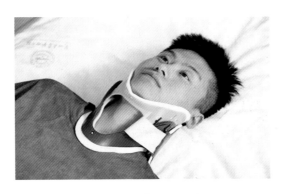

图2-22 颈椎骨折固定

2）脊柱板固定：在双手牵引伤员头部恢复颈椎轴位后，为其戴上颈托；保持伤员身体长轴处于一直线状态，侧翻，放置脊柱固定板，将伤员平移至脊柱固定板上；将头部固定，利用宽布带将伤员的双肩、骨盆、双下肢及足部固定在脊柱板上，避免转运途中发生颠簸或晃动。

（2）胸腰椎骨折：对于单纯胸椎、腰椎骨折时，应禁止伤员站立、坐起或做脊柱扭曲动作，以免加重损伤。固定方法与颈椎骨折的脊柱板固定术相同，若无颈椎骨折，不必上颈托。具体见图2-23。

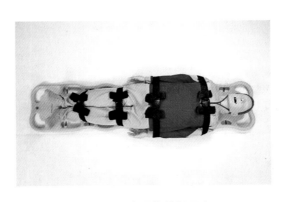

图2-23 胸腰椎骨折固定

4.骨盆骨折固定

伤病员呈仰卧位，在双侧膝下放置软垫，膝部屈曲以减轻骨盆骨折引起的疼痛，用宽布带从臀后向前绕骨盆，捆扎紧，在下腹部打结固定；双膝间放置衬垫，用绷带捆扎固定。具体见图2-24。

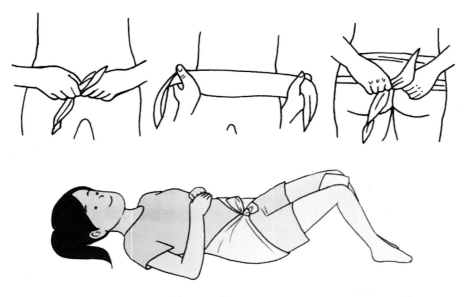

图2-24　骨盆骨折固定

（三）固定的注意事项

1.当伤员出现伤口和出血时，首先应进行止血和伤口包扎，然后再对骨折部位进行固定。如有休克，应优先进行抗休克治疗。

2.骨折临时固定是为了制动，确保伤员转运过程中的安全。因此，无需对骨折畸形进行整复，仅需进行一般矫正后固定即可。在处理开放性骨折时，切勿将刺出的骨折端送回伤口，以免加重伤口污染。

3.夹板的长度和宽度应与伤肢相匹配，其长度应超过骨折部的上、下两个关节。

4.夹板不应与皮肤直接接触，应在夹板和皮肤之间放置棉花或其他替代品，特别是在夹板两端、骨凸部和空隙部位，以防局部不适。

5.在放置夹板时，除了固定骨折的上、下两端外，还要固定上、下两个关节，以保证骨折部位的稳固固定。

6.固定应牢固可靠，松紧度适中。

7.在固定四肢骨折时，需露出手指或脚趾的末端，以便观察血液循环情况。

8.应保护患肢，尽量避免不必要的移动。

四、搬运

在将伤病员送往医院的过程中，搬运这一环节至关重要。科学规范的搬运方法对伤病员的救治和预后具有积极的影响。从整个急救流程来看，搬运是急救医疗中不可或缺的一部分。

（一）物品准备

担架是常用的搬运工具，其种类有很多。折叠楼梯担架适用于在狭窄的走廊、曲折的楼梯等地方进行搬运。铲式担架则常用于搬运脊柱损伤的伤员。真空固定垫可以自动成形并根据伤员的体型进行固定，然后再用担架进行搬运。漂浮式吊篮担架可以使伤员的头部完全露出水面，适用于海上救护。对于脊柱骨折的伤员，可以使用脊柱固定板进行搬运。帆布担架则适用于有内科疾病的伤员。

在紧急情况下，如果没有合适的搬运工具，可以采用徒手搬运，或者使用临时制作的替代工具，如毛毯、绳索、门板等自制简易担架进行搬运。但需要注意的是，不应因为寻找搬运工具而延误了搬运时机。具体见图2-25～图2-28。

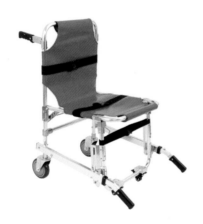

图2-25　折叠楼梯担架

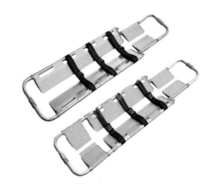

图2-26　铲式担架

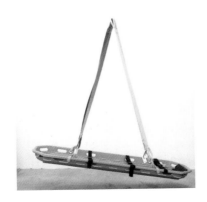

图2-27　漂浮式吊篮担架

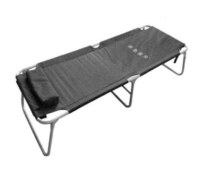

图2-28　帆布担架

（二）常用的搬运方法

1.徒手搬运

适用于转运路程较近、现场无担架、病情较轻的伤病员。

（1）单人搬运法：包括扶持法、抱持法、爬行法、侧身匍匐法、牵拖法和背负法等。具体见图2-29。

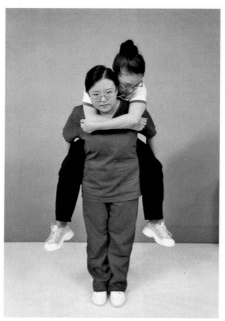

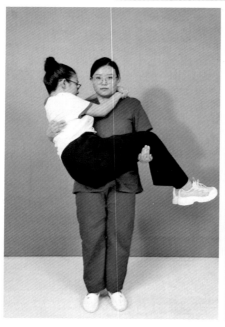
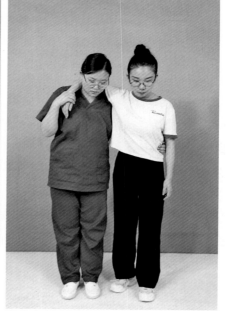

图2-29 单人搬运法

（2）双人搬运法：有椅托式搬运法、拉车式搬运法、平抬（平抱）搬运法和轿桥式搬运法等。具体见图2-30。

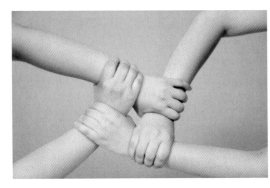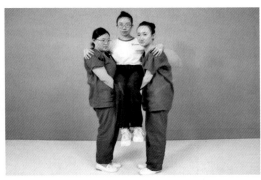

图2-30　双人搬运法

（3）多人搬运法：三人可并排将伤员平抬起。齐步向前。第四人可负责固定头部。多于四人时可面对面，将伤员平抱进行搬运。具体见图2-31。

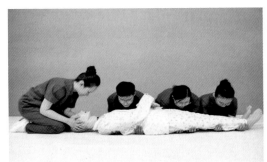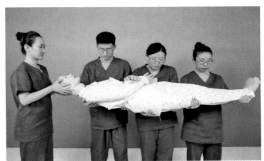

图2-31　多人搬运法

2.担架搬运

最常用的搬运方法，适用于病情较重、需要长途转移的伤病员。

操作要点：3～4人一组，将伤病员移上担架，伤员头部向后，足部向前，以便后面的担架员能随时观察伤病员的病情变化，伤员要固定于担架上；担架员脚步行动要一致，平稳向前；向高处抬时，前面的担架员要放低，后面的担架员要抬高；向低处抬时则相反。一般情况下伤病员应采取平卧位，昏迷者头部应偏向一侧，以保持呼吸道通畅。具体见图2-32。

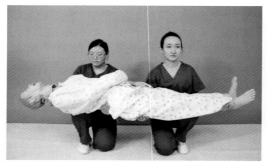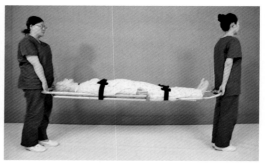

图2-32　担架搬运法

3.特殊伤员搬运

（1）腹腔脏器脱出伤员的搬运

搬运时应让伤员双腿屈曲，放松腹肌，以防内脏继续脱出。已脱出的内脏严禁回纳腹腔，以免感染。可以取腰带或者三角巾做成稍大于脱出物的环形圈，围住脱出的内脏，再用大小合适的碗或其他合适的替代物将内脏和环形圈一并扣住，最后，使用腹部三角巾进行包扎。包扎完成后，伤员取仰卧位，双腿屈曲，膝下放置垫枕，注意腹部保暖，然后进行搬运。

（2）骨盆骨折伤员的搬运

应先固定伤员骨盆，三名救护者蹲于伤员的同一侧，一人负责伤员的胸部，一人负责腿部，一人专门保护骨盆。三人同时伸出双手，同时用力，抬起伤员，放置在硬板担架上并加以固定，膝部微屈，膝下放置垫枕，骨盆两侧用沙袋或衣物等固定，以防途中晃动。

（3）脊柱、脊髓损伤伤员的搬运

应保持伤员脊柱伸直，严禁颈部与躯干前屈或扭曲。对于颈椎损伤的伤员，通常由4人一起搬运，4人均单膝跪地，1人位于伤员的头部。双手掌抱于头部两侧，轴向牵引颈部，另外三人在伤员的同一侧（多为右侧），分别位于伤员的肩背部、腰臀部和膝踝部。双手掌平伸到伤员（身体下）的对侧，4人同时用力，保持脊柱为中立位，将伤员平稳地抬起，放于脊柱板上。上颈托后再用带子分别将伤员胸部、腰部、下肢固定于脊柱板上。对于胸、腰椎受伤的伤员，可由3人于伤员身体同侧搬运，方法与颈椎损伤伤员相同。具体见图2-33。

（4）身体带有刺入物伤员的搬运

应先包扎伤口，妥善固定好刺入物后方可搬运。搬运途中避免震动、挤压、碰撞，防止刺入物脱出或继续深入。刺入物外露部分较长时，应有专人负责保护。

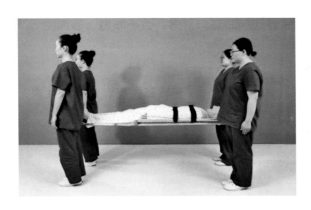

图2-33 脊柱脊椎骨折搬运

（三）搬运注意事项

1.搬运方法得当

根据不同的伤情和环境，采取合适的搬运方法，搬运动作应轻巧、敏捷、步调一致，避免强拉硬拽或剧烈震动等。

2.搬运过程保护脊柱

如果怀疑伤病员颈椎骨折，应先用颈托或自制简易颈托进行固定，然后再行搬运。负责扶头的人通常为现场指挥者，务必确保四人同时用力，保持伤病员脊柱在同一轴线上，平稳地抬起伤病员，放置在脊柱板或硬担架上。

3.搬运途中观察病情变化

在搬运过程中，应时刻观察伤病员的生命体征、面色与病情变化，防止皮肤压伤或缺血坏死。将伤病员妥善固定在担架上，以防头颈部扭动和过度颠簸。

第二节 通气

肺通气（pulmonary ventilation）是肺部与外界环境之间进行气体交换的过程。实现肺通气的器官包括呼吸道、肺泡和胸廓等部位。呼吸道是沟通肺泡与外界的通道；肺泡是肺泡气与血液气进行交换的主要场所；而胸廓的节律性呼吸运动提供了通气所需的动力。

一、口咽通气管通气

口咽通气管是一种简单、快捷的用于保持呼吸道通畅的通气方法。通过放置口咽通气管，可以减少患者口腔及气道黏膜的损伤，防止舌后坠，并有利于吸痰。此外，放置口咽通气管时，由于刺激咽部，通过兴奋迷走神经可降低血管压力和减慢心率，对于脑血管意外的患者降低血压也具有辅助治疗作用。

（一）适应证及作用

1.缺乏咳嗽或者咽反射的昏迷患者；

2.有自主呼吸但舌后坠导致呼吸道梗阻的昏迷患者；

3.气道分泌物增多时需要吸引的昏迷患者；

4.癫痫发作或抽搐时需要保护舌和牙齿的患者；

5.同时有气管插管时，取代牙垫作用。

（二）禁忌证

口腔及上、下颌骨创伤；咽部气道占位性病变；喉头水肿，气管内异物，哮喘，咽反射亢进者；门齿有折断或者脱落危险的患者；以及呕吐频繁的患者。

（三）用物准备

在使用口咽通气管之前，需要准备合适的管道，长度应该适合患者的口角至耳垂或下颌角的距离。选择口咽通气管的原则是宁长勿短，宁大勿小，因为太小容易误入气管，太短则无法通过舌根，无法实现开放气道的目的。选择型号要根据患者的年龄、身高、体型等具体情况来确定，以确保管道的长度适合患者的口腔结构。具体见图2-34、2-35。

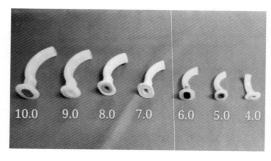

图2-34　小儿口咽通气管

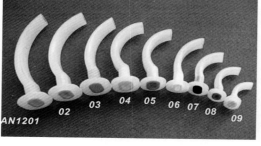

图2-35　成人口咽通气管

（四）操作流程

1.协助昏迷患者取平卧位，头向后仰，以使上呼吸道口、咽、喉三轴线尽量重叠。

2.清除口腔及鼻咽部的分泌物，确保呼吸道通畅。

3.对于意识不清醒的患者，操作者用一手的拇指与食指将患者的上唇齿与下唇齿分开，另一手将口咽通气管从后臼齿处插入，操作时注意动作要轻柔、准确。

4.根据患者的年龄、体重、解剖结构，选择合适型号的口咽通气管。

红色：多用于成年男性。

黄色：多用于成年女性。

其他颜色：可根据患者的发育情况及体重、解剖结构进行合理选择。

5.置管方法：直接放置法和反向插入法。

（1）直接放置法

可使用压舌板协助，将口咽通气管的咽弯曲部分沿舌面顺势送至上咽部，从而将舌根与口咽后壁分开。

（2）反向插入法

把口咽通气管的咽弯曲部分向腭部插入口腔，当其内口接近口咽后壁时（即已通过悬雍垂时），旋转180°，在患者吸气时，顺势向下推送，使弯曲部分下面压住舌根，弯曲部分上面抵住口咽后壁。具体见图2-36。

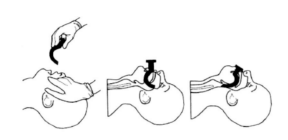

图2-36　反向插入法

6.检查人工气道是否通畅

将手掌放置于口咽通气管的外口，感觉是否有气流，或以少许棉絮放置于外口，观察棉絮有无随患者呼吸运动而动。同时，还应观察患者的胸壁运动幅度并听诊双肺呼吸音。

7.检查口腔

以防止舌或唇夹置于牙和口咽通气管之间。

（五）注意事项

1.保持管道通畅

及时清理呼吸道分泌物，防止误吸甚至窒息。密切观察有无管道脱出而致阻塞气道的现象。

2.加强呼吸道湿化

口咽通气管外侧可盖一层生理盐水纱布，既能湿化气道又可防止吸入异物和灰尘。

3.密切监测生命体征

必要时配合医生进行气管内插管术。

4.反向插入法

虽然反向插入法比直接放置法难度大，但在开放气道及改善通气方面更为可靠。对于意识不清的患者，操作者可以用一只手的拇指与食指将患者的上唇齿与下唇齿分开，另一只手将口咽通气管从后臼齿处插入，操作时注意动作轻柔，合适的口咽通气管位置应使其末端位于患者的上咽部，将舌根与口咽后壁分开，使下咽部到声门的气道通畅。

二、球囊-面罩通气

球囊-面罩，也被称为简易呼吸器，是一种进行人工通气的简易工具。与口对口呼吸比较，球囊-面罩可以提供更高的供氧浓度，并且操作也更为简便。在病情危急、来不及进行气管插管时，通过球囊-面罩可以快速直接给氧，为患者提供充分的氧气供给，以改善组织缺氧状态。简易呼吸器由一个有弹性的球囊、三通呼吸活门、衔接管和面罩组成。在球囊后面空气入口处有一个单向阀门，确保球囊舒张时只能单向流入空气。此外，其侧面还有氧气入口，以便在有氧气供应的条件下进行输氧。

（一）物品准备

选择合适的面罩，以便得到最佳使用效果。此外，还需外接氧气，并将氧流量调至10～15 L/min，以使氧气储气袋充满氧气。具体见图2-37。

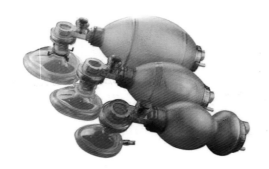

图2-37　不同规格的球囊-面罩

（二）患者准备

取仰卧，去枕、头后仰体位。

（三）操作方法

开放患者气道，清除口腔内的假牙与咽喉部其他可见的异物，并松解患者的衣领。操作方法分为单人操作法和双人操作法。

1.单人操作法（EC手法）

操作者需站在患者头部后方，将患者头部向后仰，并托住下颌向上抬，确保气道通畅。将面罩扣在患者口鼻处，用一只手拇指和食指呈"C"形按压面罩，中指和无名指放在下颌下缘，小指放在下颌角后面，呈"E"形，以保持面罩的适度密封，用另外一只手均匀地挤压球囊，每次送气时间至少1秒，确保气体充分进入肺部。在球囊重新膨胀后，再进行下一次挤压，要确保吸气/呼气时间适中。若患者已进行气管插管或气管切开，在使用简易呼吸器前，应先吸净痰液。具体见图2-38。

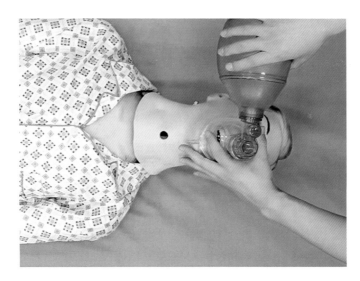

图 2-38　球囊-通气 CE/EC 手法

2. 双人操作法

由一人负责固定或按压面罩，其操作方法是操作者分别用双手的拇指和食指放在面罩的主体，中指和无名指放在下颌下缘，小指放在下颌角后面，将患者下颌向前拉，伸展头部，确保气道畅通，并保持面罩的适度密封。另一个人则负责挤压球囊。

三、环甲膜穿刺术通气

环甲膜穿刺术是针对有呼吸道梗阻、严重呼吸困难患者的一种紧急通气方法，可以为气管切开通气争取时间，是现场急救的重要环节。此方法简便、快捷、有效。

（一）适应证

1. 急性上呼吸道梗阻；

2. 喉源性呼吸困难（如白喉、喉头严重水肿等）；

3. 头、面部严重外伤；

4. 气管插管有禁忌或病情紧急需快速开放气道时；

5. 气管内给药者。

（二）禁忌证

有出血倾向者。

（三）用物准备

环甲膜穿刺针或 16 号抽血用粗针头，T 形管，吸氧装置。

（四）操作流程

1. 患者取仰卧位，去枕，垫高肩部使头向后仰；

2. 对局部进行消毒和麻醉处理后，术者用食指中指固定环状软骨两侧，然后用一粗注射针垂直刺入环甲膜。由于环甲膜后为中空的气管，刺穿后有落空感，术者会感到阻力突然消失；

3.进行回抽，如有空气抽出，则表示穿刺成功。患者可能会出现咳嗽等刺激症状，随之呼吸道梗阻的症状会得到缓解。如果上呼吸道完全梗阻到难以呼吸（其中上呼吸道是指喉部以上的呼吸道），需要另外刺入气管导管针来建立呼吸通路。具体见图2-39。

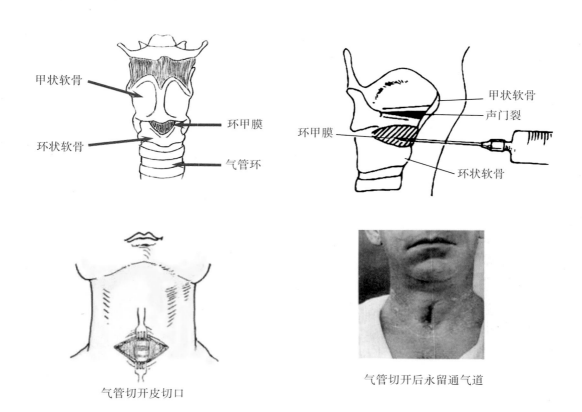

甲状软骨

环甲膜

环状软骨

气管环

甲状软骨

声门裂

环甲膜

环状软骨

气管切开皮切口

气管切开后永留通气道

图2-39　环甲膜穿刺术（气管切开后永留通气道）

（五）注意事项

1.环甲膜穿刺仅是呼吸复苏的一种急救措施，不能作为最终的治疗方法。因此，在初期复苏成功、呼吸困难缓解、危急情况好转后，应改为气管切开术通气或者立即处理呼吸障碍以便通气。

2.穿刺时进针不宜过深，以免损伤气管后壁黏膜。

3.当环甲膜穿刺与T形管接口连接时，必须确保连接紧密，不漏气。

4.如果穿刺部位出现明显出血，应及时止血，以免血液流入气管内。

5.穿刺针的留置时间不应超过24小时。

四、气管插管术通气

气管插管术是一种将特制的导管通过口腔或鼻腔，经声门置入患者气管或支气管内的通气方法，它为呼吸道通畅、提供通气供氧、进行呼吸道吸引等提供了最佳条件，是抢救呼吸功能障碍患者的重要措施。具体见图2-40。

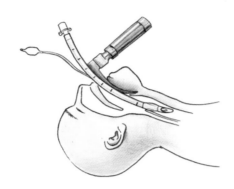

图2-40　气管插管术

（一）适应证

1.自主呼吸突然停止；

2.无法通过自然方式满足机体的通气和氧气需求，需要机械通气；

3.不能自主清除上呼吸道分泌物，胃内容物反流或出血，有误吸风险；

4.上呼吸道存在损伤、狭窄、阻塞等影响正常通气的情况；

5.中枢性或周围性呼吸衰竭。

（二）禁忌证

1.喉头水肿、气道急性炎症、喉头黏膜下血肿、插管创伤引起的严重出血者，除非急救，禁忌气管内插管；

2.咽喉部烧灼伤、肿瘤或异物存留；

3.主动脉瘤压迫气管，插管易造成动脉瘤损伤出血，为相对禁忌证；

4.下呼吸道分泌物潴留，难以通过插管清除；

5.颈椎骨折、脱位；

6.有出血性血液病（如血友病，血小板减少性紫癜等），插管可能导致喉头声门或气管黏膜出血或血肿，进而引发呼吸道急性梗阻。

（三）用物准备

负压吸引装置、喉镜（性能完好）、气管插管包、导丝、5 mL注射器、牙垫、固定用绳。具体见图2-41、2-42。

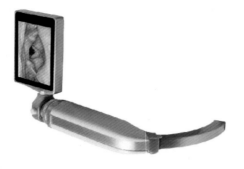

图2-41　喉镜

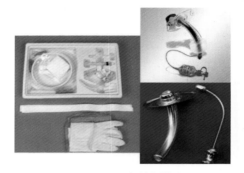

图2-42　气管插管包

（四）气管插管（经口）操作流程

1.患者仰卧，肩下垫一软枕，头向后仰，使口腔、咽喉及气管处于同一纵轴方向；

2.加压去氮给氧（即球囊–面罩通气）；

3.准备物品：负压吸引装置、喉镜（性能完好）、气管插管、导丝、5 mL注射器、牙垫和固定用绳；

4.左手持喉镜，沿舌背弯度徐徐插入，至舌根部轻轻挑起会厌软骨，暴露声门，右手持气管导管迅速轻旋式插入气管内，把导管送入距声门下4～5 cm，拔出管芯，放置牙垫，退出喉镜；

5.检查气管导管外口有无气体随呼吸排出，或听诊两侧肺部呼吸音是否一致；确认插管无误后，再将其和牙垫一起固定；导管插入气管内的深度成人为4～5 cm，导管尖端至门齿的距离18～22 cm；

6.向气管导管前端气囊注入空气5 mL，以封闭导管和气管壁之间的空隙。

（五）注意事项

1.始终保持切口在正中位，拉钩必须均匀用力上提，以保证切口切在正中。

2.气管导管应带有气囊，以免呕吐物误吸入呼吸道，同时也利于呼吸管理。

3.切开气管时应立即吸净气管内分泌物；术后立刻供氧，注意气道湿化或定时使用超声雾化吸入。

4.每日必须清洁和消毒内管1次，更换内管和吸痰时应严格遵守无菌操作规范。

5.定时放气并检查气管套囊的情况。

第三节　除颤

除颤一般指电除颤，是针对严重快速型室性心律失常的一种治疗方法。它通过向心脏施加短暂、高能的额定电流，使大部分或全部心肌细胞瞬间同时除极，造成心脏短暂的电活动停止，然后由心脏最高自律性起搏点（通常是窦房结）重新主导心脏节律。这种治疗过程也被称为非同步心脏电复律。电除颤可以分为体内除颤和体外除颤两种类型。其主要适应证包括心房颤动、药物治疗无效的房扑患者，心室颤动或心室扑动、室性心动过速以及阵发性室上性心动过速的患者。体内除颤类似心脏起搏器，本书只介绍体外除颤急救设备。

一、除颤设备

1.自动体外除颤器（automated external defibrillator，AED）

自动体外除颤器又称自动体外电击器、自动电击器、自动除颤器、心脏除颤器及傻瓜电击器等，是一种便携式的医疗设备，它可以诊断特定的心律失常，并且给予电击除颤，是可被非专业人员使用的用于抢救心源性猝死患者的医疗设备。AED 是抢救心脏骤停患者的"利器"，被称为"救命神器"，在地铁站、商场、机场、工厂等人流密集的公共场所，配备一台 AED 可以在紧要时刻挽救生命。具体见图 2-43。

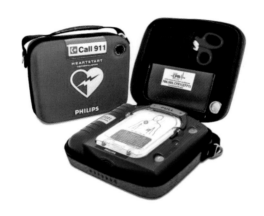

图 2-43　自动体外除颤器（AED）

2.除颤仪

除颤仪也称为手动除颤器或者除颤监护仪，与 AED 相比，其构造更加复杂，功能更多，操作也更复杂，只有经过专业培训的医护人员才可使用。除颤仪的功能多样，包括同步电复律、起搏、监护，一些除颤仪还可测量血压、血氧饱和度、呼气末二氧化碳等。除颤仪是医护人员使用的专业设备，通常在医院或专业急救人员赶到现场的救援工作中使用。具体见图 2-44。

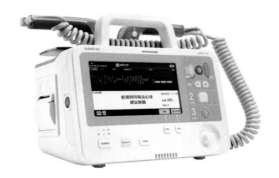

图2-44 除颤仪

二、适应证

1.心房颤动、心房扑动，药物治疗无效，或伴室率快至血流动力学障碍。

2.药物及其他方法治疗无效或有严重血流动力学障碍的阵发性室上性心动过速、室性心动过速、预激综合征伴快速心律失常者。

三、禁忌证

1.伴高度或完全性房室传导阻滞的心房颤动或扑动。

2.心脏病史多年，心脏（尤其是左心房）明显增大及心房内有新鲜血栓形成或近3个月有栓塞史。

3.伴病态窦房结综合征的异位性快速心律失常。

4.有洋地黄中毒、低钾血症时，暂不宜电除颤。

四、用物准备

AED或除颤仪。

五、操作流程

1.现场评估

当发现患者突然倒地时，应立即确保患者平躺于平地或硬板上，并仔细检查确认现场及周边环境安全，防止发生二次伤害。

2.判断意识

拍打患者双肩并呼喊（例如，先生，先生您怎么了，您还好吗？），以判断患者有无意识。

3.判断生命特征

观察患者胸部是否起伏，触摸颈动脉看有无搏动，上述操作需在10秒内完成。

4.急救处理

如果发现患者无呼吸，颈动脉无搏动，应立即进行心肺复苏。同时，指派一名在场人员拨打急救电话120，并尽快获取自动体外除颤器（AED）。具体见图2-45。

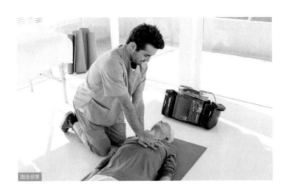

图2-45　现场除颤

六、救治方法

1.接通电源

当获取AED后，将AED放置在患者身边，打开盖子，将电极板插头插入AED主机插孔，开启电源；需注意在准备AED的同时，要持续行心肺复苏术。

2.安放电极片

解开患者衣物，保持患者胸部干燥无遮挡，将两块电极片分别贴在患者左侧乳头外侧（左腋中线第5肋间）和右侧胸部上方（右锁骨中线第2-3肋间），使电极片充分接触皮肤即可；如果患者为溺水者，应擦干胸部，再贴电极片；如果患者胸前毛发较多，需使用除颤器中携带的剃刀剃除毛发（紧急情况可忽略此操作）；女性患者应脱去内衣后，再使用除颤器。具体见图2-46。

3.除颤

按照AED语音提示进行操作，在AED分析心律时，避免接触患者以确保分析的准确性。分析完成后，AED将给出是否进行除颤的建议，提醒并确认所有人均不接触患者后，按下"放电"键进行除颤。

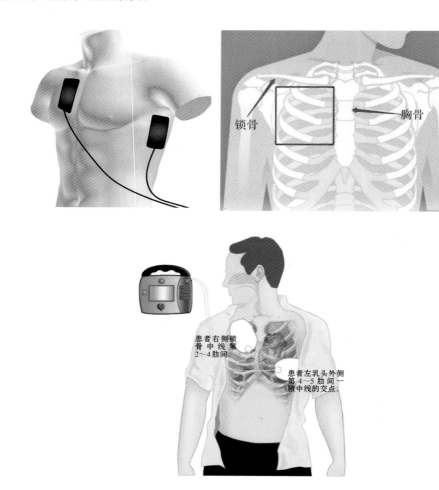

图2-46 除颤仪定位图

4.专业人员除颤

除颤仪的使用方法比较专业和复杂，由专业人员进行操作。

一般按照如下顺序进行操作：

（1）连接除颤器导线，接通电源，检查同步性能，选择R波较高导联进行示波观察；

（2）按要求麻醉；室颤时，不作术前准备，不需麻醉，尽快实施非同步电击除颤；

（3）涂抹导电乳液，打开除颤仪，根据患者选择除颤能量大小充电，首次除颤用200 J，第二次用200～300 J，第三次为360 J；

（4）充电完毕，按要求放置电极板，将一个电极板置于锁骨下胸骨右上方，而另一个电极中心在乳头左侧腋中线上；

（5）所有人员不得接触患者、病床以及与患者相连的仪器设备以免触电；

（6）放电；

（7）电击后即进行常规导联心电图，并进行心电、血压、呼吸和意识的监测，一般需持续1天。

5.心肺复苏

除颤完成后，如果患者仍无呼吸及心跳，应继续进行2分钟心肺复苏操作，并再次使用AED除颤。这一过程应重复操作，直到医护人员赶到。（具体AED使用方法，请根据AED型号，按提示操作）

七、注意事项

1.针对8岁以上患者，应选用成人电极片；对于8岁以下儿童，优先使用小儿电极片，若没有小儿电极片，应选择除颤器上的"小儿模式"。

2.如果患者装有心脏起搏器（胸部有疤痕和凸起），电极片应距起搏器至少2.5厘米。

3.进行除颤操作时，要根据患者适应证，选择同步复律或非同步除颤，并根据不同的机型，按照仪器操作手册的提示选择能量。

4.在放电前，应去除患者身上所有的金属物品，任何人不能接触患者及床沿，以免遭电击。

5.体外除颤最好使用导电膏，导电膏需涂抹均匀，以使电极板与患者皮肤有良好的接触。也可使用盐水纱布，但需注意防止在体表盐水过多造成短路。

6.超声耦合剂与导电膏性状相近，但性质不同，所以不能用超声耦合剂代替导电膏，以免造成接触不良。同时，禁用酒精，以免皮肤灼伤。

7.电极板与皮肤接触良好时，应在电极板上施加0～10 kg压力按压。

8.保持呼吸道通畅，呼吸停止者应建立人工呼吸通道。

9.对于心室扑动或心室颤动的患者来说，电除颤仅是心肺复苏的一部分，其后继续按心肺复苏术进行处理。

10.除颤完毕，将电极板上的导电膏擦净，电极板正确回位，及时充电。

11.整个操作过程应迅速、敏捷，争分夺秒。

第四节　心肺复苏

心肺复苏（cardiopulmonary resuscitation，CPR），也称为基础生命支持（basic life support，BLS），即在缺乏医疗仪器、设备的环境中，"第一目击者"使用徒手心脏按压的方法形成暂时的人工循环，以恢复心搏骤停患者心脏的自主搏动，同时用人工呼吸替代患者的自主呼吸。

心搏骤停（cardiac arrest，CA）是指由于各种原因引起的心脏突然停止搏动，导致人体有效心泵功能和循环突然中止。CA会引发全身组织细胞严重缺血、缺氧和代谢障碍，如果不及时进行抢救，患者会立刻失去生命。心搏骤停与任何慢性疾病的终末期心脏停搏不同，如果能够及时采取正确有效的复苏措施，患者仍有可能挽回生命并得到康复。

患者一旦发生心搏骤停，如果不能立即得到及时的复苏抢救，4~6分钟后患者的脑组织和其他人体重要器官组织会造成不可逆的损害。因此，在心搏骤停发生时，必须在现场立即进行CPR，为进一步抢救直至挽回伤病员的生命赢得宝贵时间。

一、适应证

由于各种原因引起的呼吸暂停、循环暂停，包括心脏骤停、心室纤颤以及心室停搏。

二、禁忌证

心肺复苏没有绝对的禁忌证，但是胸部开放性损伤、胸骨骨折、胸廓畸形和心包填塞等，属于相对禁忌证。

三、操作流程

（一）婴儿心肺复苏

1.评估现场

确认现场及周围环境安全，以免二次伤害。

2.判断意识

呼喊并轻拍患儿足底，判断其有无意识。

3.判断生命体征

判断其有无呼吸及心跳（即胸部是否起伏，大动脉是否有搏动）。

4.120急救

如果发现患儿无意识，无生命体征，应立即行心肺复苏术，拨打急救电话120。

5.救治方法

（1）开放气道

将患儿的头偏向一侧，去除气道内的分泌物、异物或呕吐物，有条件时予以口、鼻等上气道吸引。一只手按在患儿额头，另一只手将患儿下巴向上抬起，使患儿的口腔、咽喉轴呈直线（婴儿头后仰的角度，应比成人略小）；当颈椎完全不能运动时，通过推下颌来开通气道。也可放置口咽导管，使口咽部处于开放状态。

（2）口对口人工呼吸

适合于现场急救。施救者先深吸一口气，如患者是1岁以下婴儿，将嘴覆盖婴儿的鼻和嘴；如果是较大的婴儿或儿童，用口对口人工呼吸，拇指和食指紧捏住患儿的鼻子，保持其头后倾；将气吹入，同时可见患儿的胸廓抬起。停止吹气后，放开鼻孔，使患儿自然呼气，排出肺内气体。重复上述操作，儿童18～20次/分，婴儿可稍加快。

（3）胸外按压

将两指放在小儿胸前两乳头连线中点正下方约2厘米处（胸骨中下段），垂直进行30次按压。每次按压深度约为婴儿胸腔的1/3，约为4厘米，频率保持在100～120次/分，注意胸廓回弹情况。具体见图2-47。

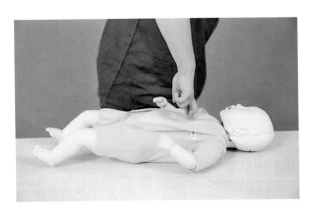

图2-47　双指按压法（用于新生儿和婴儿）

（4）判断复苏是否有效

颈动脉搏动恢复，自主呼吸恢复，瞳孔正常，血压恢复正常。

6.注意事项

（1）施救者应注意按压位置，防止造成婴儿内脏破裂。

（2）婴儿颈部细软且短，黏液腺分泌旺盛，施救者实施口对口人工呼吸前应注意清除口腔异物。

（3）必须使婴儿仰卧在硬的平面上，切记不可仰卧于沙发或弹簧床上。

（4）尽可能保护头部和身体，尽量减少头部和颈部的转动、弯曲、扭动。

（二）成人心肺复苏

1.评估现场

确认现场及周边环境安全，避免二次伤害的发生。

2.判断意识

拍打患者肩部并大声呼叫（例如，先生，先生您怎么了），观察患者有无应答。

3.判断生命体征

听呼吸看胸廓，观察患者有无呼吸和胸廓起伏；在喉结旁两横指或颈部正中旁三横指处，用食指和中指两指触摸颈动脉，观察有无搏动。以上操作要在10秒内完成。如发现患者出现意识丧失，且无呼吸无脉搏，应立即实施心肺复苏术。

4.120急救

遇到这种情况不要慌张，立即进行以下处理。大声呼喊旁人帮忙拨打急救电话120，并设法取得AED（自动体外除颤器）；若旁边无人时，需先对患者行心肺复苏术，与此同时拨打急救电话120，电话可开免提，以避免影响心肺复苏术的操作。

5.救治方法

（1）胸外按压

将患者平放在地面上，采取仰卧位，以确保按压深度足够。施救者跪立在患者一侧，两膝分开，开始胸外按压，找准正确按压点，即患者两乳头连线的中点部位（胸骨中下段1/3交界处），施救者右手（或左手）掌根紧贴患者胸部中点，双手交叉重叠，右手（或左手）五指翘起，双臂伸直与地面呈90°，确保垂直下压；保证按压力量、速度和深度，利用上身力量，用力按压30次，速度至少保证100～120次/分，按压深度至少5～6 cm。在整个按压过程中，施救者掌根部不可离开胸壁，以免引起按压位置波动，造成肋骨骨折。具体见图2-48。

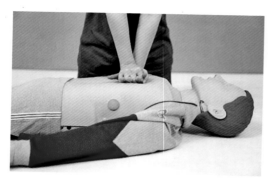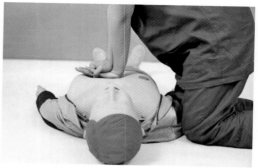

图2-48 心脏按压

（2）开放气道

按压胸部后，立即开放气道并清理口鼻分泌物。气道开放方式包括仰头抬/举颏法、仰头托颈法、双手抬颌法。具体见图2-49、2-50、2-51。对于怀疑有颈椎损伤的伤病员，需采用仰头抬/举颏法开放气道，即用一只手放置在患者前额，并向下压迫，另一只手放在颏部（下巴），并向上提起，头部后仰，使双侧鼻孔朝正上方即可；清理口腔分泌物时，应将患者头偏向一侧，仔细查看伤病员口腔是否有分泌物，并进行清理；如有活动假牙，需摘除。

（3）人工呼吸

在进行人工呼吸之前，首先要确保自身安全。在患者口部放置呼吸膜进行隔离，若无呼吸膜，可以用纱布、手帕、一次性口罩等透气性强的物品代替，切忌用卫生纸巾这类遇水即碎的物品代替。用一只手捏住患者鼻翼两侧，用嘴完全包裹住患者嘴部，然后吹气两次。每次吹气时，需注意观察胸廓起伏，确保吹气有效。同时，要松开紧捏患者鼻翼的手指；每次吹气应持续1～2秒，不宜时间过长，也不可吹气量过大。以上步骤按照30：2的比例，重复进行胸外按压和人工呼吸，即30次胸外按压和2次人工呼吸为一个循环，每5个循环检查一次伤病员呼吸、脉搏是否恢复，直到医护人员到场。当进行一定时间感到疲累时，及时换人持续进行，确保按压深度及力度。

（4）尽早除颤。

（5）判断复苏是否有效

颈动脉搏动恢复，自主呼吸恢复，瞳孔大小恢复正常，血压恢复正常。

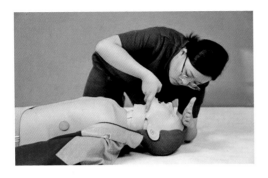

图2-49　仰头抬颏法

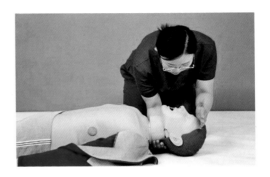

图2-50　仰头托颈法

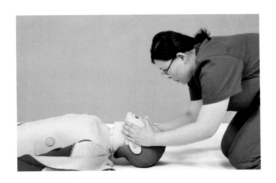

图2-51　双手抬颌法

6.注意事项

（1）进行心肺复苏前，一定要保持冷静，判断清楚患者情况后，再进行心肺复苏，不要盲目操作。

（2）被心肺复苏的患者需取仰卧位。

（3）仰卧位场地需较硬、较平整，切忌在弹簧床上，避免在有弹性的地面上做心肺复苏，影响心脏按压的效果。

（4）在心脏按压前或者同时，需清除患者鼻、口腔的分泌物，必要时请助手将患者的头部偏向一侧。避免在心脏按压过程中，胃肠道反流导致误吸。

（5）按压部位在正中下1/3，不能偏左或者偏右，以免压断肋骨。

（6）按压幅度通常使胸骨下陷5～6 cm，因为患者的体质强壮程度不一样，故用力需适当。

（7）按压频率通常为100次/分钟，尽量避免中断，必要时可轮流按压。单人操作，需按压心脏30次后，做2次口对口的人工呼吸。双人按压，可请助手按压100次/分钟的过程中，做10～15次的人工呼吸。

（8）用左手捏住患者的鼻腔，右手的食指和拇指捏住患者下颌，使口腔充分张开，将气体吹入患者的呼吸道。

（王青，贾瑞瑞）

第三章
常见创伤现场急救

创伤是导致个体伤残甚至失去生命的重要因素，目前已成为我国第五大致死原因，交通事故和从高处坠落是造成创伤的最主要原因。因此，应提高院前急救水平并积极开展院前创伤救治，以降低创伤死亡率。

第一节　概述

一、创伤分类

创伤是指外界某些物理性（如冷、热，机械力，电流等）、化学性（如强酸、强碱、毒气等）或生物性（如蛇、昆虫、犬、猫的咬蜇等）致伤因素作用于人体后，导致的组织结构完整性被破坏和功能障碍。

（一）按致伤原因分类

可分为冷兵器伤、火器伤、烧伤、冻伤、冲击伤、化学伤、放射创伤及复合伤等。

（二）按致伤部位和组织器官分类

可分为颅脑、颌面颈部、胸部、腹部、骨盆、脊柱脊髓、四肢等伤。

（三）按伤后皮肤或黏膜的完整与否可分为开放性创伤和闭合性创伤

1.开放性创伤

开放性创伤是指皮肤或黏膜表面的伤口与外界相通。如擦伤、撕裂伤、切割伤、刺伤、贯通伤、盲管伤（只有入口没有出口）、反跳伤（入口和出口在同一个点上）、切线伤（致伤物沿体表切线方向擦过所致的沟槽状创伤）、开放性骨折、火器伤等。

2.闭合性创伤

闭合性创伤是指皮肤或黏膜表面完整，无伤口。如扭伤、挫伤、挤压伤，关节脱位或半脱位，震荡伤，闭合性骨折、闭合性内脏伤等。

（四）按创伤的致伤原因及伤口的个数可分为多发伤、复合伤、多处伤

1.多发伤

多发伤是指在同一伤害因素下，人体两个或多个解剖部位或器官同时或相继遭受创伤，其中至少一处创伤可能危及生命或导致创伤性休克。例如，复杂骨盆骨折，血气胸合并心脏破裂等情况。

2.复合伤

复合伤是指两种及两种以上致伤因素同时或相继作用于人体所引起的多个部位和脏器的创伤。如爆炸事故中的热压伤、烧伤复合冲击伤等。

3.多处伤

多处伤是指同一部位或脏器有两处以上的创伤。如体表多处裂伤，外伤性小肠多处穿孔等。

二、创伤的院前急救

（一）检伤分类

作为最先到达现场的急救人员，必须迅速对伤员进行伤情评估与分类。按照国际公认的标准，将伤员区分为危重、重症、轻症和死亡。遵循急救优先次序，首先要保证生命安全，然后再处理伤口或骨折。按照先救命后治伤、先抢后救、先重后轻、先急后缓的原则，立即救治。当伤员众多时，应分区进行救治，并设置明显的标识。

现场有紧急情况或大量伤员时，应遵循头部、颈部、胸部、腹部、脊柱、背部、双下肢和双上肢的顺序进行快速检查。在检查过程中，对于严重创伤要立即采取紧急处理措施，如清除口腔异物或止血等。重点要检查伤员的意识状况和生命体征，并判断伤情的严重程度。如果条件允许，还应了解伤员的创伤情况、解救或处置过程以及既往病史等信息。

（二）院前评分

各类评分方法主要用于现场急救和伤员分类，既要全面准确地评估伤情的严重程度，确保重伤员不被遗漏，还要识别出轻伤员，以减轻创伤急救中心的工作负担。

常用评分方法有：院前指数（prehospital index，PHI）、创伤指数（trauma index，TI）、CRAMS评分、创伤评分（trauma score，TS）等。

1.院前指数（prehospital index，PHI）

1986年，Kochler等提出了院前指数，主要包括收缩压、脉搏、呼吸、意识等四项指标，按0～5分的标准计分（见表3-1），总分值越高，伤情越重。轻伤0～3分，重伤4～20分，胸腹穿透伤另加4分。

该评分方法便捷直观，分值越高伤情越重。其中每分钟脉率及呼吸频率分别按照0、3、5分记分，5分以上即评为重伤。

表3-1　院前指数评分表

记分	收缩压（mmHg）	脉搏（次/分）	呼吸	意识	穿透伤
0	>100	51～119	正常	正常	—
1	86～100	—	—	—	—
2	75～85	—	—	—	—
3	—	≥120	费力或浅	模糊或烦躁	—
4	—	–	—	—	胸部、腹部
5	0～74	≤50	<10次/分或需插管	言语不能理解	—

2.创伤指数（trauma index，TI）

1971年，Kirkpatrick、Yrick、Ogawa等按照创伤部位和损伤程度提出了创伤指数，该评分标准对创伤进行归纳，用数字描述，共有五个参数，即受伤部位、损伤类型、循环、呼吸、意识，按照异常程度评分（见表3-2），分值高则伤情重。总分小于等于9分为轻度或中度损伤；10～16分为重度；大于等于17分为极重；大于等于21分则病死率剧增；大于等于29分则80%在1周内死亡。

表3-2　创伤指数评分表

指标	1	3	5	6
部位	肢体	躯干背部	胸腹	头颈
创伤类型	切割伤或挫伤	刺伤	钝挫伤	弹道伤
循环	正常	BP<13.6KPa P>100次/分	BP<10.6KPa P>140次/分	无脉搏
意识	倦怠	嗜睡	半昏迷	昏迷
呼吸	胸痛	呼吸困难	发绀	呼吸暂停

3.CRAMS评分

1982年，Gormican等人提出CRAMS评分，又称"五功能记分法"，主要包括循环（circulation）、呼吸（respiration）、胸腹（abdomen）、运动（motor）和语言（speech），按改变的严重程度，分别记分（见表3-3）。正常10分，分值低则伤情重，9～10分轻度，7～8分重度，小于等于6分极重度。

表3-3 CRAMS评分表

计分	循环	呼吸	胸腹	运动	语言
0	毛细血管不能充盈,或收缩压<85 mmHg	无自主呼吸	连枷胸、板状腹,或深穿透伤	无反应	发音听不清,或不能发音
1	毛细血管充盈迟缓,或收缩压85~100 mmHg	费力或浅,或呼吸频率>35次/分	胸或腹压痛	只对疼痛刺激有反应	语言错乱,语无伦次
2	毛细血管充盈正常,或收缩压≥100 mmHg	正常	均无压痛	正常,能按嘱咐动作	正常,对答切题

4.创伤评分(trauma score,TS)

1981年,Champion等提出创伤评分,包括呼吸频率、呼吸幅度、收缩压、毛细血管充盈状况、格拉斯哥昏迷指数(GCS),按评估结果计分(见表3-4),分值低则伤情重,小于等于12分为重伤。

表3-4 创伤评分表

记分	呼吸频率次/分	呼吸幅度	收缩压(mmHg)	毛细血管充盈	GCS总分
0	0	浅或困难	0	无	—
1	<10	正常	<50	迟缓	3~4
2	>35	—	50~69	正常	5~7
3	25~35	—	70~90	—	8~10
4	10~24	—	>90	—	11~13
5	—	—	—	—	14~15

(三)重症处理

密切注意伤员的呼吸、循环状况,一旦出现呼吸或循环功能障碍,应立即救治。

1.气道管理

对于意识不清、呼吸道阻塞者应保持气道通畅。做好颈椎保护(颈托)后清理口鼻腔的阻塞物,舌后坠者放置口咽管。可使用气囊面罩等人工呼吸方式,保证供氧。对不能有效通气的昏迷伤员,心脏骤停需机械通气的伤员可采用气管插管术或气管切开。

2.心肺复苏

各种严重创伤导致的心脏骤停和呼吸停止,应立即进行现场心肺复苏。

3.抗休克

休克是引起创伤现场死亡的主要原因。

（1）休克指数

休克指数为判定有无休克及严重程度的指标，一般用脉率/收缩压（mmHg）计算，数值为0.5提示无休克，1.0～1.5提示有休克，大于2.0为严重休克。

（2）现场救治

1）立即检查判断出血原因和部位，采取有效止血方法，如手压、扎止血带、加压包扎、填塞、手术等止血。

2）及时应用止痛剂，减轻伤口或创面疼痛，以免加重休克，但呼吸困难者慎用。

3）保持气道通畅。

4）及时建立静脉通道，快速补液。晶体液可选平衡盐液、生理盐水等。严重出血性休克患者，应尽快补充胶体液，如全血、血浆、代血浆等，并给予血管活性药物升高血压。

（四）一般处理

1.止血

（1）指压止血法

用手指在伤口的近心端经皮肤向骨面压迫供血血管，以及时控制出血。这是在紧急情况下控制动脉出血的常用方法，适用于各类事故现场或战伤救护。

（2）包扎止血法

对于四肢、体表出血可采用包扎止血方法。使用无菌敷料覆盖伤口，再使用三角巾或绷带等加压包扎，以出血停止为宜。

（3）填塞止血法

适用于伤口较深的肌肉、骨折端等渗血或出血严重时。先用无菌纱布块、棉垫等填塞伤口，再用三角巾、绷带等加压包扎。

（4）止血带止血法

适用于四肢较大动脉性出血，其他止血方法无效时，但不可长时间使用，以免肢体缺血坏死。

（5）钳夹止血法

适用于开放性骨折等导致的动脉出血。此时可立即用止血钳止血，再进行包扎固定；注意避免损伤神经及正常血管。

2.包扎与固定

可保护伤口、止血，固定伤肢和夹板，并减轻疼痛。为避免再次污染，应用无菌或清洁材料覆盖伤口。包扎应松紧适宜，避免在伤口处及骨隆凸处打结。包扎四肢时，应外露指（趾）端，以便观察肢体血液循环。对于大面积软组织损伤、较大的骨折或关节损伤的伤员均应包扎固定，以免在后续转运、救治过程中造成继发损伤。

固定原则：

①颈部可疑受伤，用颈托固定颈部；脊椎可疑受伤，在上躯干夹板、脊柱板或铲式

担架时，应采用整体侧翻法；

②四肢骨折、关节受伤可用夹板固定；

③骨盆骨折易引起大出血，导致腹膜后大血肿。可用三角巾或宽绷带做骨盆环形包扎固定，也可用加宽腰托或腹带包扎固定；

④对较大的、移位的、不稳定的、危及血管神经的多肢体多部位骨折等应选用全身充气固定垫或躯干、肢体充气夹板固定。

（五）创伤现场急救的程序

1.评估现场环境，帮助伤员迅速脱离危险环境，确保现场所有人员安全。

2.做好自我防护。

3.快速评估伤情。

4.及时采取通气、止血、抗休克、包扎、固定等救治措施。

5.安全、迅速地将伤员转运至医院。

第二节　头颈部创伤

一、评估要点

（一）头皮创伤

头皮创伤包括闭合性创伤和开放性创伤。

1.头皮闭合性创伤

头部受到钝力打击或挫压，受伤部位皮肤保持完整，称为头皮闭合性创伤；常伴脑创伤，不伴有皮肤破裂或外出血，常见有头皮血肿、头皮挫伤、帽状腱膜下血肿、骨膜下血肿等。

（1）头皮挫伤：头部受伤后，局部出现疼痛以及轻度的肿胀，但没有伤口或创面，也没有出血，按压伤处疼痛加重。

（2）头皮血肿：受伤局部有疼痛及压疼，同时头皮明显肿胀，按压时有水囊样波动感。

（3）帽状腱膜下血肿及骨膜下血肿：受伤部位表现与头皮血肿相似，但肿胀范围更大，常为头部面积的1/4左右。帽状腱膜下血肿的肿胀常为整个头皮，出血量最大，往往同时伴有休克症状。

2.头皮开放性创伤

头部受伤部位的内部组织（如肌肉、骨头等）与外界相通，称为头皮开放性创伤；常见有头皮裂伤和头皮撕脱伤。

（1）头皮裂伤：头部撞击坚硬物体或锐器如玻璃割伤，头皮出现裂口、流血。

（2）头皮撕脱伤：因头皮受到强烈牵拉、碾压等，导致头部皮肤大块撕裂、掀起，常见于头发或头皮卷入机器及车轮所致，头皮可从帽状腱膜下层或骨膜层撕脱，出血量大，止血困难，可致出血性休克而危及伤员生命。

（二）颅骨创伤

1.颅盖骨折

（1）线形骨折：损伤引起头皮局部压痛、肿胀，可伴局部骨膜下血肿。

（2）凹陷骨折：好发于额部、顶部，多为全层凹陷。损伤范围较大时，多可触及凹陷处；骨折片陷入颅内时，可导致局部脑组织受压或挫裂伤，表现为损伤部位的病灶症状和局限性癫痫；并发颅内血肿时，可表现为颅内压增高症状；凹陷骨折刺破静脉窦时，可导致致命性大出血。

2.颅底骨折

颅底骨折多由颅盖骨折延伸至颅底，也可由间接暴力所致。

（1）颅前窝骨折：表现为双眼睑及球结膜下淤血（熊猫眼征），脑脊液鼻漏，可累及嗅神经、视神经、脑垂体、丘脑及额叶脑损伤。

（2）颅中窝骨折：表现为颈肌下出血及压痛，脑脊液耳漏，常累及听神经、面神经、三叉神经、外展神经及颞叶脑损伤。

（3）颅后窝骨折：表现为乳突部位皮下淤血、压痛、颈肌强直，可伴有咽后壁肿胀、淤血，可累及舌咽神经、迷走神经、副神经、舌下神经。

（三）脑创伤

1.脑震荡

受伤后即可出现短暂意识丧失，持续数分钟至十余分钟，一般不超过半小时。部分伤员仅表现为短时意识混乱或恍惚，无昏迷；可伴有面色苍白、出冷汗、血压下降、瞳孔改变、脉弱、呼吸浅慢等自主神经和脑干功能紊乱的表现。意识恢复后，出现逆行性遗忘，表现为对受伤当时和伤前近期的情况不能回忆，而对往事记忆清楚。伤员多有头痛、头晕、疲乏无力、耳鸣、畏光、心悸、情绪不稳、失眠、记忆力减退等症状，一般持续数日至数周，少数伤员持续时间较长。

2.脑挫裂伤

伤员表现因创伤部位、范围、程度的不同而相差悬殊。轻者症状轻微，重者可出现深昏迷，甚至迅速死亡。

（1）意识障碍：脑挫裂伤最突出的症状之一。伤后立即出现，持续时间长短与损伤程度、范围相关，绝大多数超过半小时，常持续数小时、数日不等，严重者发生迁延性昏迷。

（2）头痛、恶心、呕吐：脑挫裂伤最常见的症状。疼痛可局限于某一部位（多为着力部位），也可出现全头疼痛，间歇或持续性，在伤后1至2周内最明显，以后疼痛逐渐减轻，可能与颅内压增高、蛛网膜下隙出血或脑血管运动功能障碍有关。伤后早期的恶心、呕吐可能由受伤时第四脑室底的呕吐中枢受到脑脊液冲击、蛛网膜下隙出血对脑膜的刺激或前庭系统受刺激引起，较晚发生的呕吐大多由于颅内压变化导致。

（3）生命体征变化：轻度和中度脑挫裂伤伤员的血压、脉搏、呼吸一般无明显改变。严重损伤伤员，因脑水肿、颅内出血致颅内压增高，表现为血压升高、脉搏缓慢、呼吸深慢，更严重者呼吸及循环功能衰竭。创伤累及下丘脑者，可出现持续高热。

（4）局灶症状与体征：创伤累及脑皮质功能区时，伤后即刻出现与脑挫裂伤部位相应的神经功能障碍症状或体征，如语言中枢创伤表现为失语，运动区创伤表现为对侧瘫痪等。创伤累及额叶和颞叶前端等"哑区"时，伤员无明显局灶症状或体征，可通过腰椎穿刺、CT检查确诊。

3.脑干创伤

伤员多表现为持续昏迷、去大脑强直，双侧瞳孔多变、不等大、极度缩小、散大或双侧眼球位置不一，多伴有血压增高、阵发性呼吸异常等表现。

4.颅内血肿（见图3-1）

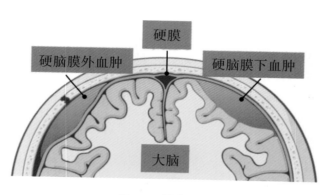

图3-1 颅内血肿

（1）硬脑膜外血肿：多出现中间清醒期，即短暂昏迷后随之清醒，随着血肿增大可引起再度昏迷，并伴有颅内高压及脑疝形成的表现，如剧烈头痛、呕吐、烦躁不安、呼吸深慢、血压增高、脉搏洪大而缓慢等。

（2）硬脑膜下血肿：急性硬脑膜下血肿（3天内出现症状）伤后昏迷，进行性加重；亚急性硬脑膜下血肿（3周内出现症状）可有中间清醒期。另外可伴有脑挫裂伤及进行性颅内压增高的表现，且快速进展后危及伤员生命。

（3）脑内血肿：脑室内血肿或出血时表现为颅内压明显增高，通常伴有高热、深昏迷，可无中枢神经局部损害的表现。

5.开放性颅脑创伤

开放性颅脑创伤指硬脑膜破裂，脑组织与外界相通，可伴有异物或颅骨碎片等进入颅腔。当伤口有脑脊液漏或脑组织膨出时，表明硬脑膜破裂。常见创伤种类有盲管伤、贯通伤、切线伤（见图3-2）。伤员多昏迷，可并发脑挫裂伤、脑干创伤、颅内血肿等，并出现休克、生命体征改变、瞳孔改变，以及局灶症状和体征等，如失语、感觉障碍、瘫痪、偏盲等。

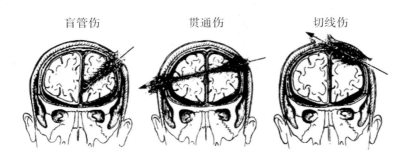

图3-2　穿透性颅脑损伤

（四）颈部创伤

颈部为全身较薄弱部位，有气管、食管、颈动脉、颈静脉、脊髓、甲状腺等重要组织结构存在，一旦受创，情况往往比较严重，甚至危及生命。

1.颈动脉、颈静脉破裂：颈动脉破裂可迅速导致失血性休克以及脑供血中断；颈静脉破裂可因静脉内呈负压，大量空气由伤口进入静脉，导致空气栓塞，致伤员数分钟内死亡。

2.颈椎创伤：当颈椎受到直接或间接的外界暴力时，可造成颈椎骨折或脱位，损伤脊髓，可致高位截瘫或危及生命。颈椎创伤后局部表现为疼痛肿胀，活动受限，累及脊髓可致四肢瘫、感觉运动障碍，若第四颈椎以上创伤，可致呼吸即刻停止。

二、急救措施

（一）头皮创伤

1.头皮闭合性创伤

（1）头部血肿处立即冷敷，创伤的早期（1～2天内）不可热敷及揉按肿胀处。头皮发生明显血肿时，可用棉垫压迫于肿胀部位，并用绷带环绕头部包扎，防止继续出血。

（2）观察伤员生命体征、意识状态、瞳孔改变、有无颅内压增高等表现，警惕有无合并颅骨骨折及脑创伤。

2.头皮开放性创伤

（1）止血

1）头顶部出血：找到同侧颧弓根部，耳屏前方搏动点（颞浅动脉），将动脉压向颧骨；

2）头颈部出血：找到同侧气管外侧与胸锁乳突肌前缘中点之间的强搏动点（颈总动脉），用拇指或其他四指用力压向第五颈椎横突处。该止血法慎重使用，绝对禁止同时压迫双侧颈总动脉，以免导致脑缺氧；

3）头后部出血：找到同侧耳后乳突后方的搏动点（枕动脉），将动脉压向乳突；

4）头皮撕脱时，立即使用无菌敷料覆盖创面并加压包扎止血，不可使用烟灰、草灰等异物止血。

（2）包扎

1）头顶部包扎法：将三角巾底边反折数次，正中放于伤员前额，顶角垂于枕后，两底角经耳上向后拉紧，在枕部交叉后，再经耳上绕至前额处打结，最后将顶角向上反折塞入底边内；

2）风帽式包扎法：将三角巾顶角及底边正中点各打一结，顶角放于前额，底边中点放于枕结节下方；两底角分别向面部下拉，包绕下颌并交叉后拉紧，至枕后打结；

3）面具式包扎法：将三角巾顶角打结后置于下颌处，用三角巾覆盖面部，将两侧底角拉紧并绕于枕后交叉，再绕回前额打结，面部口、鼻、眼处剪孔。

（3）若头皮已完全撕离，应用无菌或清洁的布巾包好，随伤员一起送往医院。

（二）颅骨创伤

1.单纯线形骨折可不做特殊处理，应密切观察伤员有无硬脑膜外血肿、脑脊液漏、脑创伤、脑神经创伤等合并症的表现。

2.有脑脊液漏时，取半坐卧位，头偏向患侧，用无菌或干净的纱布、棉花等覆盖耳鼻，浸湿后及时更换，禁止堵塞、冲洗耳鼻，避免用力咳嗽、打喷嚏、擤鼻。

（三）脑创伤

1.头部稍抬高，避免搬动头部，解开衣领；密切观察意识状态、生命体征、瞳孔改变等，禁止饮食，及时给氧。

2.保持呼吸道通畅，防止舌后坠，及时清除口鼻腔内的血液、分泌物、呕吐物，必要时放置口咽通气导管或给予气管插管。

3.有开放性伤口者，应注意保护伤口，有脑组织膨出时，外露的脑组织周围用消毒纱布卷保护，再用纱布架空包扎，避免脑组织受压；有异物插入颅腔时，不可贸然晃动或拔出，以免引起颅内大出血。

4.呼吸心跳骤停者立即给予心肺复苏，及时给予气管插管、除颤等措施。

（四）颈部创伤

1.颈动脉、颈静脉破裂

（1）伤口处理

1）立即用拇指压迫破损血管两端的颈动脉或颈静脉，以便快速止血和防止空气栓塞，用纱布填满填紧伤口，再用绷带卷压迫伤口，指导伤员将对侧上臂举起紧贴耳部，前臂屈曲放于头顶，然后加压包扎，使绷带卷准确压迫于伤口处，在对侧上臂外侧打结（见图3-3）。必要时可使用铅笔、筷子、树枝等绞紧、固定。

2）有条件时可使用止血钳夹住两侧血管的断端，连同止血钳一起包扎。

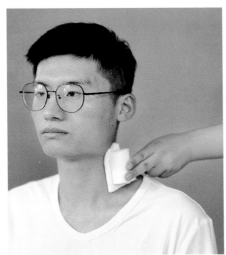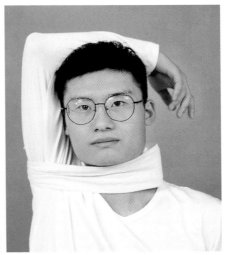

图3-3　颈动脉、颈静脉破裂加压包扎

（2）如伤员出血不多但发生心搏骤停，应考虑空气栓塞，可立即使用穿刺针刺入右心房，抽出空气，使伤员获救。

（3）注意观察有无气管食管破裂，及时清除血液及食物残渣，防止异物吸入气道，保持气道通畅。

（4）尽快开放静脉通道，及时补液治疗，防治失血性休克。

2.颈椎创伤

（1）正确搬运

凡怀疑有颈椎创伤的伤员，立即就地检查处理，避免不必要的搬动，常规使用颈托。严禁一人抬头一人抬脚或搂抱式搬运伤员，应保持伤员脊柱呈平直状态，采用平托法或滚动法将伤员移至担架、木板或门板上。

（2）保持呼吸通畅

及时行环甲膜穿刺或气管切开，有痰液时及时吸痰，维持呼吸功能，呼吸停止者行人工呼吸。

三、案例分析

案例一　头部外伤

【场景一】急救现场

李某某，男，65岁；因骑电动车时不慎翻车，致头部外伤，病程中伤员意识清楚，自诉头疼头晕，伤口出血不止，无其他不适。

问题1：

现场该如何处理？

处理措施：

（1）确认车祸现场安全；

（2）将伤员置于安全地方，给予伤员舒适体位；

（3）立即拨打122（告知车祸现场位置、受伤人员数量及情况），同时在距来车方向150米外示警，放置反光三角警告标志；

（4）评估伤员的意识情况、呼吸，确认受伤部位；

（5）询问受伤部位，检查有无出血部位，用干净纱布或衣物按压出血部位；

（6）拨打120急救电话（告知车祸现场位置、受伤人员简要情况）。

问题2：

120急救人员到达现场后，初步检查伤员的意识、面色、生命体征。伤员神志清楚，精神差，面色苍白。体格检查：R 18次/分，P 74次/分，BP 95/58mmHg，SpO$_2$ 93%；皮下血肿，较局限，无波动。初步考虑伤员出现了头皮损伤，此时针对伤员伤情应如何处理？

处理措施：

（1）评估伤员的意识情况、生命体征，有无颈椎损伤，确认受伤部位及肢体活动情况；

（2）用纱布或干净衣物压在出血部位，并用绷带或布带环绕头部包扎，以防止继续出血并观察有无其他部位外伤；

（3）测量伤员生命体征，并建立静脉通路；

（4）送往医院。

【场景二】急诊科

120送至医院后，与急诊科医生交接，讲述伤员受伤过程及病情情况。

问题：

此时如何处理？

处理措施：

（1）急查血标本（血常规、生化、血型、出凝血时间、动脉血气分析等）；

（2）急查头颅X线、脑部CT；

（3）给予伤员伤口清创处理，遵医嘱注射破伤风；

（4）补液：适当使用止血消炎药物，对疼痛明显者使用镇静镇痛药物；

（5）密切观察伤员生命体征及神经系统体征，警惕是否合并颅骨骨折及脑损伤；

（6）注意保持创面敷料清洁干燥。

案例二　颈部损伤

【场景一】急救现场

王某某，男，55岁；在车辆行驶中突然出现追尾，当即自感颈部疼痛、僵硬，肿胀不明显，头颈部活动障碍并出现头部僵直偏歪、前屈畸形，病程中神志清楚。

问题1：

现场应如何紧急救护？

处理措施：

（1）确认车祸现场安全；

（2）给予伤员坐位，颈部制动，防止搬运过程中二次伤害；

（3）立即拨打122（告知车祸现场位置、受伤人员数量及情况），同时在距来车方向150米外示警，放置反光三角警告标志；

（4）评估伤员的意识情况、呼吸，确认受伤部位；

（5）询问受伤部位，检查有无出血部位，用干净纱布或衣物按压出血部位；

（6）拨打120急救电话（告知车祸现场位置、受伤人员简要情况）。

问题2：

120到达现场后，初步检查伤员的意识、面色、生命体征。伤员神志清楚，精神差。体格检查：R 32次/分，P 123次/分，BP 135/78 mmHg，SpO₂ 95%；可见颈部大片淤青，颈后压痛阳性，颈部活动受限。初步考虑伤员出现了颈部损伤，此时针对伤员应如何处理？

处理措施：

（1）评估伤员的意识情况、生命体征，有无脊椎损伤，确认受伤部位及肢体活动情况；

（2）移动伤员前，先检查头、胸、腹和四肢是否有损伤，如果有，应先做急救处理，如止血固定后再搬运；

（3）颈椎骨折的伤员，尽快使用颈托或用三角巾垫上毛巾固定在颈部；

（4）用担架搬运伤员，要有专人托扶头部，沿纵轴向上略加牵引，使头颈随躯干一同移动，放置好后用毛巾或折好的衣物放在颈部两侧加以固定；

（5）运送时，床位要固定，防止颠簸；

（6）应重点注意保护颈部，避免引起或加重脊髓损伤。

【场景二】急诊科

120送至医院后，与急诊科医生交接，讲述伤员受伤过程及病情情况。伤员神志清楚，精神差。体格检查：颈部肿胀，局部皮下淤青；颈部疼痛拒按，活动不能；四肢感觉活动正常，肌力无明显减弱；呼吸规律；咽后壁、左侧腭咽弓、腭舌弓淤血肿胀，扁桃体无肿大。辅助检查：X片提示颈7左侧横突骨折。

问题：

接诊人员应如何处理？

处理措施：

（1）立即使用颈托或颈围领固定颈部；

（2）建立静脉通路；

（3）急查床旁X线、CT检查；

（4）急查血标本（血常规、生化、血型、出凝血时间、动脉血气分析等）；

（5）心电监护，鼻导管吸氧；

（6）排除身体其他部位损伤；

（7）禁食水；

（8）吸痰，保持呼吸道通畅；

（9）留置尿管，注意观察尿液性状；

（10）必要时行气管切开，应用呼吸机；若体温较高应予物理降温；

（11）密切观察病情，做好抢救记录。

第三节　胸部创伤

胸部创伤是指各种暴力作用于胸腔，使其结构、周围及内部组织、脏器受到创伤而导致的一系列症状；常累及大血管、肺脏、心脏、食管、气管等组织器官，合并创伤性窒息及膈疝、胸腹联合创伤等，病死率较高。

根据创伤暴力性质不同，胸部创伤分为钝性伤和穿透伤。钝性伤常由减速、挤压、撞击或冲击等暴力所致，以交通伤最多见；常导致胸壁软组织创伤、胸廓骨折、胸内脏器创伤，也常合并其他部位创伤，易漏诊和误诊。穿透伤常由枪弹、锐器等引起，多数伤情较严重，是胸部创伤伤员死亡的主要原因。

根据创伤是否导致胸膜腔与外界相交通，分为开放伤与闭合伤。开放性胸部创伤，胸膜腔与外界相通，常由锐器、火器等直接暴力导致，可累及胸腔和腹腔内组织及脏器。闭合性胸壁创伤，胸膜腔与外界不相通，约占胸部创伤的65%；常由挤压、钝器打击、爆震、高空坠落等所致。

一、评估要点

（一）胸部软组织创伤

创伤局部疼痛、肿胀，按压时疼痛加重，可引起呼吸困难、口唇青紫。创伤处范围较小表现为皮下血肿；如胸腔内气体外溢，可致皮下气肿，表现为伤后胸壁皮下肿胀范围逐渐扩大，可达颈部、头面部、腹部等处，按压时有凹陷及捻发音或捻发感。

（二）骨折

1. 锁骨骨折

伤处肿胀、畸形、肩关节活动障碍，局部受力时疼痛加重。可触及骨折断端，局部压痛，可伴异常活动。

2. 肋骨骨折

损伤部位出现小范围的固定性疼痛，深呼吸、咳嗽及转动身体时疼痛加重，按压痛处及挤压胸部时均使疼痛加重，可触及变形肋骨、骨擦感或闻及骨擦音。多根、多段肋骨骨折时，胸壁失去支撑，可发生胸壁浮动、反常呼吸，即吸气时损伤部位胸壁内陷，呼气时向外膨出。由于呼吸时两侧胸腔内压力不平衡引起纵隔摆动，影响静脉回流，伤员可出现呼吸困难、发绀，甚至休克、死亡。肋骨骨折还可导致外伤性气胸、血胸，胸内大血管及心脏创伤等。

（三）外伤性气胸

指胸部创伤时，肺组织、支气管破裂或胸壁伤口与胸膜腔相通，使空气进入胸膜腔；分为以下三类。

1. 闭合性气胸

闭合性气胸指气胸发生后，进入空气的伤口迅速闭合，空气不能再进入胸膜腔，使患侧肺部分萎陷（见图3-4）。肺萎陷小于30%为小量气胸，伤员无明显呼吸循环功能紊乱症状或仅有轻度气短；大量气胸（肺萎陷大于50%）可出现胸闷、胸痛、呼吸困难等症状，患侧胸廓饱满，气管向健侧移位，触诊患侧语颤减弱或消失，叩诊呈鼓音，听诊呼吸音减弱或消失。

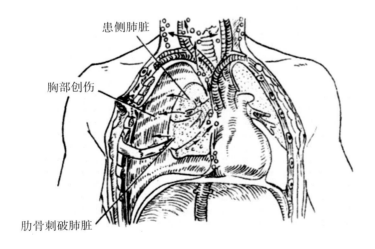

患侧肺脏

胸部创伤

肋骨刺破肺脏

图3-4　闭合性气胸

2.开放性气胸

开放性气胸指胸壁伤口或软组织缺损持续存在，胸膜腔与外界相通，空气随呼吸经伤口自由出入胸膜腔，患侧肺被压缩，纵隔被推向健侧，使健侧肺的扩张也受限制。同时患侧胸膜腔内压力与大气压相等，而健侧胸膜腔内仍为负压，吸气时健侧负压增高，两侧胸膜腔内压力不平衡，使纵隔向健侧移位，呼气时移回患侧，致纵隔随呼吸来回摆动（见图3-5），影响静脉回流，可导致休克。表现为胸痛、呼吸困难、发绀，呼吸时可闻及伤口吸吮声。患侧叩诊呈鼓音，听诊呼吸音减弱或消失，气管、心脏向健侧移位。

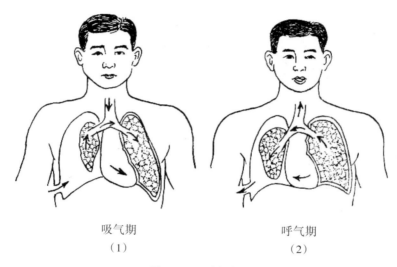

吸气期　　　　　　　　　　　　　呼气期
（1）　　　　　　　　　　　　　　（2）

图3-5　开放性气胸

3.张力性气胸

张力性气胸也称为高压性气胸，指肺与支气管创伤后，伤口形成活瓣，吸气时空气只能经伤口进入胸膜腔，呼气时伤口活瓣闭合，空气不能排出，使得胸膜腔内压力不断增高，患侧肺被压缩，纵隔被推向健侧，致使健侧肺也被压缩，造成严重呼吸循环障碍（见图3-6）。表现为胸痛、心慌、烦躁不安、冷汗、鼻翼扇动，极度呼吸困难，甚至意识障碍、呼吸衰竭、休克，可迅速危及伤员生命。当胸腔内空气在高压下被挤入纵隔及皮下组织时，可触及头部、颈部、胸部及上肢等的皮下气肿。患侧肋间隙饱满，语颤消失，叩诊呈鼓音，听诊呼吸音消失。

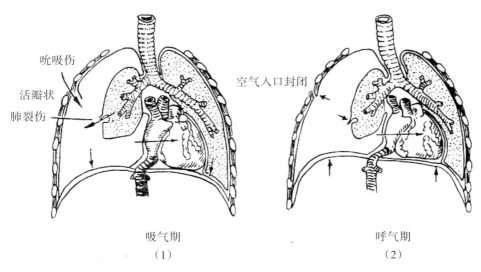

吮吸伤

活瓣状
肺裂伤

空气入口封闭

吸气期
（1）

呼气期
（2）

图3-6 张力性气胸

（四）外伤性血胸

因枪弹、利刃或肋骨骨折刺伤心脏或胸内大血管等，致使胸膜腔内积血，称外伤性血胸，常并发外伤性气胸。

1.小量血胸

积血小于500 mL，无明显症状与体征（立位时X线检查，积血不超过隔顶水平）。

2.中量血胸

积血500～1500 mL，可出现面色苍白、呼吸困难、脉搏细弱、血压下降，患侧呼吸运动减弱，叩诊呈浊音，呼吸音明显减弱（立位时X线检查，积血可达肩胛角水平）。

3.大量血胸

积血大于1500 mL，可出现早期休克，严重呼吸、循环功能紊乱。表现为烦躁不安、面色苍白、口渴、出冷汗、呼吸困难、脉搏细弱、心率增快、血压明显下降，患侧呼吸运动明显减弱、肋间隙饱满，气管、纵隔移向健侧，呼吸音明显减弱或消失（立位时X线检查，积血超过肺门水平）。

（五）心脏刺伤

利刃或肋骨骨折断端刺伤心脏后，若裂口较小，流出道不通畅时，血液可迅速积聚于心包腔内，导致急性心脏压塞，发生急性循环衰竭；若心脏及心包裂口较大，流出道通畅时，可迅速发生低血容量性休克。表现为胸痛、烦躁不安、呼吸浅快、面色苍白或发绀、皮肤湿冷、心脏压塞三联征（心音遥远、颈静脉怒张、低血压）、脉搏细速、脉压缩小、中心静脉压增高等，常因来不及抢救而死于现场。

二、急救措施

1.胸部软组织创伤

胸部软组织创伤引起的轻度胸壁疼痛与肿胀无需特殊处理；密切观察呼吸循环变化，排除内脏器官创伤。

2.锁骨骨折

锁骨骨折伤员，可使用三角巾固定，两腋下垫大棉垫或布团，用两条三角巾的底边分别从两腋窝绕至肩前打结，再在背后将三角巾两个顶角拉紧打结。固定期间应观察患侧上肢运血情况，防止神经以及血管压伤。若出现手或前臂麻木感，或触不到桡动脉搏动，表明包扎过紧，应及时放松绷带，至症状解除。同时密切观察伤员有无呼吸困难、面色苍白、脉搏细弱等表现。

3.单根肋骨骨折

立即协助伤员取舒适体位，身体偏向患侧，用软垫或衣物支撑背部，鼓励其咳嗽或深呼吸，以防肺部感染。

4.多根多处肋骨骨折

（1）固定

用毛巾或棉垫压迫胸壁软化处，用宽胶布或胸部多头带包扎固定（见图3-7），方法为由下向上，呈叠瓦式固定，减轻胸壁浮动，抑制反常呼吸，减轻疼痛感。

（2）保持呼吸通畅

密切观察伤员呼吸、面色，及时清除呼吸道分泌物，有条件时吸氧。鼓励咳嗽或深呼吸，咳嗽时，用手轻压骨折部位，防止骨折移位。

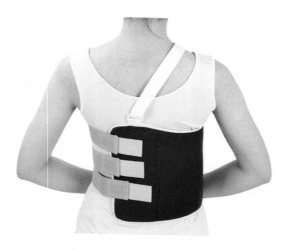

图3-7 多根多处肋骨骨折胸部多头带包扎固定

5.闭合性气胸

积气量少时，不需特殊处理，积气可在1~2周内自行吸收。大量气胸时，需行胸膜腔穿刺或闭式胸腔引流术，促使肺尽早膨胀，并合理使用抗生素预防感染。

6.开放性气胸

急救时立即变为闭合性气胸，可用无菌敷料或清洁材料制作不透气压迫物，在伤员用力呼气末封盖伤口时，并加压包扎。转运途中应密切观察伤员呼吸情况，如有呼吸困难加重或有张力性气胸表现，应在呼气时暂时开放密闭敷料，排出高压气体再封闭伤口。

7.张力性气胸

在紧急情况下可用粗针头在患侧第2肋间锁骨中线处刺入胸膜腔排气减压，并外接单向活瓣装置；紧急时可在针柄部外接剪有小口的柔软塑料袋、气球或避孕套等，使胸腔内高压气体易于排出，阻止外界空气进入胸腔。有条件时尽早行胸腔闭式引流，合理使用抗生素预防感染。有大量气体持续溢出，呼吸困难未改善，肺难以膨胀时需考虑开胸探查手术。

8.非进行性血胸

依据出血量情况，采用胸腔穿刺或胸腔闭式引流术治疗，并使用抗生素预防感染；进行性血胸应及时剖胸探查；凝固性血胸待伤员情况稳定后尽早手术，及时吸氧，建立静脉通路，补液；呼吸心跳骤停者立即心肺复苏；伤口内有异物时，勿将异物取出，以免造成更为严重的创伤。

9.心脏创伤

心脏创伤时应及时包扎、止血。如伤口内有异物，可用三角巾或干净布料制成圆圈，内圈大小应将外露异物完全套住，厚度应高于外露异物；用布圈套住异物后（注意避免触碰异物，以免造成二次创伤），再用纱布块或干净的衣物覆盖于圈上；最后，用三角巾或干净布料对伤口进行包扎；心脏压塞时可由专业技术人员行心包穿刺。

三、案例分析

案例三 胸部损伤（气胸）

【场景一】现场

张某某，男，35岁；车祸导致胸部外伤致右侧第5肋骨骨折，呼吸极度困难，口唇发绀，出冷汗，烦躁不安。

问题1：现场如何急救？

处理措施：

（1）确认车祸现场安全；

（2）将伤员置于安全地方，给予伤员舒适体位；

（3）立即拨打122（告知车祸现场位置、受伤人员数量及情况），同时在距来车方向150米外示警，放置反光三角警告标志；

（4）评估伤员的意识情况、呼吸，确认受伤部位；

（5）询问受伤部位，检查有无出血部位，用纱布或衣物按压出血部位；

（6）拨打120急救电话（告知车祸现场位置、受伤人员简要情况）。

问题2：

120赶至现场，初步检查伤员的意识、面色、生命体征。伤员神志清楚，精神差，面色苍白，烦躁不安，口唇发绀。体格检查：R 38次/分，P 134次/分，BP 85/57 mmHg，SpO_2 83%；气管向左侧移位，颈静脉怒张，右胸廓饱满，叩诊呈鼓音，呼吸音消失，颈胸部有广泛皮下气肿等。初步考虑伤员出现了张力性气胸，此时针对伤员应如何处理？

处理措施：

（1）监测生命体征，鼻导管吸氧；

（2）建立静脉通路；

（3）快速减压：迅速在伤员锁骨中线第2肋间，用粗针头穿刺患侧胸腔排气减压，并外接单向活瓣装置；

（4）镇静止痛；

（5）安全转送，尽快实施确定性治疗，如剖胸探查、止血等。

【场景二】急诊科

120送至医院后，与急诊科医生交接，讲述伤员受伤过程及病情情况。

问题：

针对此伤员，接诊人员应如何处理？

处理措施：

（1）建立静脉通路：根据病情及时输血输液，防止休克；

（2）鼻导管吸氧；

（3）快速行胸腔闭式引流术，给予局部麻醉，经患侧腋中线的第2肋间进行穿刺；

（4）急查血标本（血常规、生化、血型、出凝血时间、动脉血气分析）；

（5）急查胸部X线、心电图；

（6）心电监护，持续监测生命体征；

（7）观察伤员呼吸和循环功能。

案例四 胸部损伤

【场景一】现场

李某某，男，45岁；在高速公路行驶中由于车辆失控，车头撞至防护栏，伤员右侧胸部撞至方向盘之后，出现胸部疼痛、气促、呼吸困难，面色苍白。

问题1：现场应如何处理？

处理措施：

（1）立即靠边停车，打开汽车双闪灯；

（2）确认车祸现场安全；

（3）立即拨打122（告知车祸现场位置、受伤人员数量及情况），同时在距来车方向150米外示警，放置反光三角警告标志；

（4）评估伤员的意识情况、呼吸，确认受伤部位；

（5）将伤员从车中搬出，搬运前询问伤员有无其他部位不适；

（6）拨打120急救电话（告知车祸现场位置、受伤人员简要情况）。

问题2：

120赶至现场，初步检查伤员的意识、面色、生命体征。体格检查：R 36次/分，P 142次/分，BP 80/50 mmHg，SpO_2 85%；右侧胸壁塌陷，吸气时向内凹陷，呼气时向外突出，叩诊呈鼓音，听诊呼吸音减弱。初步考虑伤员出现了血气胸，此时针对伤员应如何处理？

处理措施：

（1）评估伤员的意识情况、生命体征，检查有无颈椎损伤，确认受伤部位及肢体活动情况；

（2）建立静脉通路，补充血容量；

（3）心电监护，鼻导管吸氧；

（4）检查有无发生其他部位损伤及肋骨骨折；

（5）安全转运，尽快实施确定性治疗。

【场景二】急诊科

120急救车转运至医院急诊科抢救室，与急诊科医生交接，讲述伤员受伤过程及病情情况。伤员神志清楚，精神差，面色苍白，烦躁不安，口唇发绀。

问题：针对伤员，接诊医护应如何处理？

处理措施：

（1）急查血标本（血常规、生化、血型、出凝血时间、动脉血气分析）；

（2）急查胸部CT、心电图；

（3）禁食水；

（4）快速进行胸腔闭式引流术，给予局部麻醉，经患侧腋中线的第7～8肋间隙进行穿刺，并用胸带固定伤员胸廓，减轻疼痛；

（5）建立静脉通路，输血补液；

（6）持续心电监护，监测生命体征；

（7）鼻导管吸氧；

（8）保持半卧位姿势，同时密切观察伤员意识情况；

（9）观察引流液颜色、量、性状。

第四节　腹部创伤

腹部创伤是指机械性因素作用于腹部造成腹壁和腹腔内脏器组织结构完整性被破坏或功能障碍。

根据创伤是否穿透腹壁，腹腔是否与外界相通，分为以下两类。

1.开放性创伤

腹膜破损者为穿透伤（多伴内脏创伤），无腹膜破损者为非穿透伤（偶伴内脏创伤）；其中投射物有入口和出口者为贯通伤，有入口无出口者为盲管伤。

2.闭合性创伤

体表无伤口，创伤可仅局限于腹壁，也可伴有内脏创伤。

一、评估要点

（一）开放性创伤

1.腹壁组织创伤

腹壁裂伤表现为腹部有裂口及出血，但未与腹腔相通。腹壁肌肉断裂有裂口时可见肌肉断裂，创伤部位肿胀或凹陷，大范围的腹痛、压痛，恶心、呕吐。

2.累及腹腔脏器的创伤

常由利刃、枪弹等造成，可同时致肝脾等实体脏器及胃肠等空腔脏器创伤，表现为局部疼痛、出血、休克、腹膜刺激征等。伤口较大时，可伴有脏器脱出，以网膜、肠管脱出最多见。

（二）闭合性创伤

1.腹壁软组织创伤

出现小范围疼痛、肿胀、触痛和皮肤青紫，且以上表现的程度和范围随时间推移逐渐减轻或缩小，无恶心、呕吐及休克表现。腹壁肌肉断裂，无裂口时表现为局部血肿、疼痛，可伴恶心、呕吐。

2.累及腹腔脏器的创伤

腹部受到钝性暴力作用后，可累及肝、脾、肾等实体性脏器，主要以内出血、血压下降、休克为主要表现，如局部疼痛、恶心、呕吐、腹胀、面色苍白、烦躁不安，腹部压痛与反跳痛、肌紧张等，因创伤脏器周围积血使实音区扩大。空腔脏器创伤时，多表现为肠鸣音减弱或消失。泌尿系统创伤时则表现为排尿困难、尿中带血，外阴或会阴部放射性疼痛。

二、急救措施

（一）开放性腹部创伤

开放性腹部创伤应立即包扎，防止腹腔污染及出血，积极纠正休克。

1.腹部为横向伤口时伤员屈膝仰卧位，纵向伤口则双下肢伸直，以防伤口裂开。

2.立即在伤口处覆盖无菌敷料，并放置棉垫，再以绷带或三角巾等包扎，以控制出血和防止污染。

3.有脏器脱出时，切勿回纳。用无菌敷料覆盖受伤部位，再以三角巾、毛巾等布类做一环形垫圈放置于受伤部位，将脱出的脏器容纳其中，再将一大小与环形垫圈相适应的碗或盆扣在垫圈上，以防压迫脏器，最后用三角巾或床单等包扎固定。

4.腹内有异物时，切勿取出。如异物外露，应在其周围放置纱布卷等物，然后在三角巾的相应位置上剪开一口，使异物的外露部分自剪口处穿出，再将三角巾牢固包扎，亦可采用绷带"8"字包扎固定异物，防止异物继续深入，加重创伤或异物拔出而加重出血。

5.禁止饮食。

（二）闭合性腹部创伤

1.应采取抗休克措施，取平卧位，保证生命体征相对平稳。

2.确保气道通畅，有条件时吸氧、心电监护。

3.禁止饮食。

4.转运途中严密监测伤员意识状态、生命体征、面色及受伤部位周围循环的变化。

三、案例分析

案例五　腹部损伤（肠道脱出）

【场景一】现场

刘某某，男，29岁；与人发生争吵，刀具刺伤左中下腹部，当时即感左中下腹部疼痛，流血不止，部分肠道脱出。

问题1：现场如何急救？

处理措施：

（1）将伤员安置在安全空旷的地方；

（2）给予伤员半卧位；

（3）将刀具妥善固定，不可随意拔出；

（4）不可将伤员随意搬动；

（5）用衣物将出血位置按压止血，将脱出肠道用干净衣物或纱布覆盖；

（6）拨打120急救电话（告知现场位置、受伤人员简要情况）。

问题2：

120急救车到达现场，初步检查伤员的意识、面色、生命体征。体格检查：R 36次/分，P 145次/分，BP 87/48 mmHg，SpO_2 95%；上腹部有压痛、反跳痛及肌紧张，移动性浊音（－），腹腔穿刺（－）。初步判断伤员为腹部空腔脏器损伤，针对伤员情况急救医生和护士应如何进行现场处理？

处理措施：

（1）评估伤员的意识情况、生命体征，确认受伤部位及出血情况；

（2）建立静脉通路，大量补液；

（3）立即按压出血部位止血，将脱出肠道用等渗盐水无菌纱布覆盖，并在其上扣碗，用绷带加压包扎固定，保护脱出肠道；

（4）立即使用担架将伤员抬上救护车；

（5）鼻导管吸氧；

（6）紧急送往医院，运送途中保持双腿屈曲半卧位，同时密切观察伤员生命体征。

【场景二】急诊科

120急救车转运至医院送至急诊科抢救室，与急诊科医生交接，讲述伤员受伤过程及病情情况。腹部X片示：两侧膈下有游离气体。

问题：针对此伤员，接诊医护如何处理？

处理措施：

（1）大量补液：葡萄糖氯化钠1000 mL；

（2）紧急配血，输血补充血容量；

（3）禁食水，留置胃管；

（4）急查血标本（血常规、生化、血型、出凝血时间、动脉血气分析）；

（5）急查腹部B超、腹部CT平扫、X线、心电图检查；

（6）持续监测生命体征，记录出入量；

（7）行术前准备，紧急行剖腹探查术。

案例六 创伤性脾破裂

【场景一】现场

樊某某，男，15岁；因车祸撞击腹部，出现腹部剧痛，面色苍白，全身湿冷，急性病容，伤员神志清楚，呻吟不止。

问题1：

该伤员可能发生了什么？现场该如何处理？

处理措施：

初步考虑为腹腔脏器破裂出血，处理措施如下：

（1）确认车祸现场安全；

（2）立即拨打122（告知车祸现场位置、受伤人员数量及情况），同时在距来车方向150米外示警，放置反光三角警告标志；

（3）给予伤员平卧位，双腿屈曲；

（4）评估伤员的意识情况、呼吸，确认受伤部位；

（5）拨打120急救电话（告知车祸现场位置、受伤人员简要情况）。

问题2：

120急救车到达现场，初步检查伤员的意识、面色、生命体征。体格检查：R 44次/分，P 146次/分，BP 84/43 mmHg，SpO$_2$ 95%；腹式呼吸弱、全腹压痛、反跳痛、肌紧张以左上腹为明显，移动性浊音（+），肠鸣音减弱；膝及跟腱反射存在，双侧病理征阴性。针对伤员情况急救医生和护士应如何进行现场处理？

处理措施：

（1）观察生命体征的变化，同时观察意识状态、瞳孔变化、四肢温度、尿量等情况；

（2）详细询问受伤史，检查受伤部位，询问腹痛的部位、性质、伴随症状，检查有无移动性浊音及腹膜刺激征等情况；

（3）给予伤员休克卧位，双腿屈曲；

（4）建立有效的静脉通道，及时补充血容量；

（5）改善缺氧状况，保持呼吸道通畅，鼻导管吸氧；

（6）严密观察并记录病情变化，动态观察腹部体征，注意腹膜刺激征程度和范围；

（7）注意保暖；

（8）送往医院。

【场景二】急诊科

120急救车转运至医院急诊科抢救室，与急诊科医生交接，讲述伤员受伤过程及病情。伤员神志清楚，精神差，面色苍白。护士立即行心电监护，示：R 28次/分，P 124次/分，BP 85/48 mmHg，SpO$_2$ 95%；行腹腔穿刺抽出少量不凝血，初步判断为脾脏破裂。

问题：此时接诊人员该如何处理？

处理措施：

（1）急查血标本（血常规、生化、血型、出凝血时间、动脉血气分析）；

（2）急查腹部彩超、腹部CT、心电图；

（3）禁食水；

（4）大量补液：葡萄糖氯化钠注射液1000 mL；

（5）绝对卧床休息，不随意搬动伤员；

（6）持续监测生命体征，记录出入量；

（7）紧急配血、输血，补充血容量抗休克；

（8）立即行术前准备。

第五节　四肢创伤

四肢创伤是指双侧上下肢及其结合部、肩部与髋部的创伤，包括肢体的软组织伤，骨折，关节脱位以及合并的血管、肌腱或神经创伤等。四肢创伤的原因除车祸、碾压、撞击或坠跌等，肌肉突然强烈收缩也可能引起肌肉附着处的骨质断裂而产生骨折或者脱位。

依据骨折端是否直接或间接地与外界相通分为开放性骨折和闭合性骨折；依据肢体骨折是否合并肌腱、神经或重要血管创伤分为单纯性骨折与复合性骨折；依据创伤是否超过3周分为新鲜骨折或脱位与陈旧性骨折或脱位。

一、评估要点

（一）四肢软组织闭合性创伤

1.软组织扭挫伤

软组织扭挫伤表现为局部疼痛、青紫、肿胀，活动受限，骨骼远端无牵拉挤压痛，缓慢活动伤肢时无明显疼痛。血管破裂时造成局部血肿，表现为肿胀部位按压时有波动感。

2.挤压综合征

当肢体长时间被重物压迫可发生挤压综合征，表现为肢体迅速肿胀、远端苍白或发紫，皮肤发凉、麻木，活动障碍，浓茶色尿时病情危重。

（二）四肢软组织裂伤

1.皮肤裂伤

局部皮肤破裂、出血、疼痛，活动不便。

2.皮肤撕脱伤

皮肤的伤口较长、弯曲，呈片块状，皮肤分离，往往伴有大量出血。

3.肌腱断裂

创伤以下肢体运动障碍。

4.神经断裂

创伤以下肢体无知觉，运动障碍。

5.血管创伤

动脉创伤出血表现为喷射状，血色鲜红；静脉创伤出血表现为出血如涌，血色暗红。伤处远端皮肤苍白或发紫、皮温下降，感觉及运动障碍，剧痛，肿胀，血管搏动消失。出血量大时，可发生失血性休克，表现为头晕、面色苍白、出冷汗、脉搏细数、意识障碍等。

（三）骨折

四肢骨折时表现为局部剧烈疼痛、压痛、肿胀、畸形、骨摩擦音及骨摩擦感、功能障碍等。上肢骨折表现为不能正常活动和握持东西。下肢骨折表现为腿部缩短畸形，不能抬腿，站立困难。

二、急救措施

1.不可揉按肿块，早期局部冷敷；疑有挤压综合征者应平卧，避免抬高患肢，不可捆扎伤肢。注意保暖。

2.根据不同创伤部位及出血量大小，采取不同的止血方法并加压包扎固定。

3.凡骨折或怀疑骨折者，均必须采用夹板或替代物进行有效固定。开放性骨折应先止血、包扎后，再固定；勿还纳骨折断端，以免加重创伤或污染。

4.断离肢体保管的原则为干燥、低温。肢体发生断离时，先对肢体残端进行止血、包扎等处理，再将断离肢体用纱布包好后放入洁净塑料袋内，并将塑料袋封闭后再放入另一装有适量冰块的塑料袋内，连同伤员一起送往医院，争取断肢再植。

5.肢体内插入异物时不可拔出，应采取固定措施并及时转运。

6.积极防止失血性休克，密切观察病情变化。

三、案例分析

案例七 上肢骨折

【场景一】现场

孙某某，男，52岁；因骑电动车不慎自行摔倒，出现右肘关节剧烈疼痛、肿胀，伴活动障碍，合并右手麻木不适。

问题1：现场应如何处理？

处理措施：

（1）确认车祸现场安全；

（2）立即拨打122（告知车祸现场位置、受伤人员数量及情况），同时在距来车方向150米外示警，放置反光三角警告标志；

（3）评估伤员的意识情况、呼吸，确认受伤部位；

（4）拨打120急救电话（告知车祸现场位置、受伤人员简要情况）。

问题2：

120急救车到达现场，了解受伤过程及病情判断。伤员神志清楚，精神尚可。体格检查：R 20次/分，P 85次/分，BP 115/78 mmHg，SpO_2 97%；伤员右上肢肿胀明显，以右肘部为甚，局部皮下淤血；右肘关节周围压痛、叩击痛剧烈，局部皮温较高，右肘后三角关系紊乱；右手皮肤感觉较对侧减弱；右侧桡动脉搏动较对侧减弱，右上肢末梢血运尚可；右手握持肌力Ⅲ级，余右上肢肌力、肌张力因疼痛肿胀拒查。初步考虑为肘关节骨折，急救医生和护士应评估哪些内容？并且该如何处理？

处理措施：

（1）初步检查伤员的意识、面色、生命体征、受伤部位；

（2）行手法复位后用上下两块木板固定，肘部弯曲90°，并用三角巾或吊带将患肢托起悬挂在胸前，以减轻肢体肿胀疼痛；

（3）局部制动，送往医院。

【场景二】急诊科

120急救车转运至医院急诊科抢救室，与急诊科医生交接，讲述伤员受伤过程及病情情况。

问题：针对此情况，接诊医护该如何处理？

处理措施：

（1）急行右肘关节X线、前臂CT平扫检查；

（2）固定伤肢：右肘关节持屈曲位行石膏固定，并使上臂紧靠肢体边侧，用绷带或者三角巾将上臂和躯干进行绑定固定，用前臂吊带固定；

（3）给予心电监护，鼻导管吸氧；

（4）患肢制动，冰敷；

（5）给予伤员镇痛药物：注射用罂粟碱30 mg。

案例八 下肢骨折

【场景一】现场

赵某某，女，70岁；在家中搬重物时不慎摔倒，随即出现左侧髋关节疼痛，随后出现症状加重伴左侧下肢活动受限。

问题1：现场应如何处理？

处理措施：

（1）首先将伤员安置在安全宽敞的环境；

（2）评估伤员的意识情况、呼吸，确认受伤部位，减少搬动；

（3）给予伤员平卧位，患肢保持外展中立位，患肢制动，并抬高于心脏；

（4）拨打120急救电话（告知现场位置，受伤人员简要情况）。

问题2：

120急救车到达现场，初步检查伤员的意识、面色、生命体征。体格检查：R 21次/分，P 94次/分，BP 134/78 mmHg，SpO$_2$ 95%；侧髋部周围无皮肤破损，无皮下瘀斑，左髋关节呈屈曲外翻畸形（约45°）；关节周围肿胀明显，局部皮温正常，压痛阳性，叩击痛阳性，左下肢皮肤感觉正常，左侧髋关节因疼痛致主被动活动受限，左膝关节、踝关节活动良好，肢端末梢血运良好。初步判断伤员为股骨颈骨折，针对伤员情况急救医生和护士如何急救?

处理措施:

(1)确认受伤部位及肢体活动情况;

(2)建立静脉通路,用镇定镇痛药物;

(3)固定伤肢:取两个夹板,长夹板置于腋窝至足跟,短夹板置于大腿根部至足跟;在腋下、膝关节、踝关节等骨隆凸部放棉垫保护,空隙处用柔软物品填实;用细带固定7个部位,先固定骨折上下两端,再固定腋下、腰部、髋部、小腿及踝部:足部用绷带"8"字形固定,使脚掌与小腿成直角功能位;

(4)患肢制动并抬高;

(5)观察患肢的血液循环情况,送往医院。

【场景二】急诊科

120急救车转运至医院急诊科抢救室,与急诊科医生交接,讲述伤员受伤过程及病情情况。

问题:

针对伤员应如何处理?

处理措施:

(1)患肢制动且抬高,以免进一步损伤;

(2)监测患肢末梢血运、皮温及感觉运动情况;

(3)急查血标本(血常规、生化、出凝血时间、动脉血气分析);

(4)急查右下肢X线、CT检查、心电图;

(5)给予伤员镇痛、镇静药物;

(6)给予患肢冰敷,骨牵引。

第六节 多发性创伤

多发性创伤简称多处伤,是指同一致伤因素作用下,人体同时或相继有两个或两个以上的解剖部位的创伤,其中至少一处创伤危及生命。

多发伤以交通事故最常见,其次是高处坠落、挤压、塌方、刀或锐器等所致,发生率占全部创伤的1%~1.8%。战时多发伤的发生率为4.8%~18%,有时甚至高达70%。

多发伤要与以下概念区别:①多处伤:指同一解剖部位或脏器发生两处或两处以上的创伤。②复合伤:指两种以上的致伤因素同时或相继作用于人体所造成的创伤。如爆炸产生的物理、化学、高温、放射等因子所导致的创伤。

一、评估要点

（一）初级评估

初级评估的目的：①确认是否存在致命性创伤并需要处理。②明确潜在的创伤。③判定处理伤员的优先次序。④根据评估实施恰当的救护，以降低死亡率及伤残率，改善预后。

初级评估包括ABCDE五项，即气道及颈椎保护（airway with simultaneous cervical spine protection，A）、呼吸（breathing，B）、循环（circulation，C）、神经系统（disability，D）、暴露与环境控制（exposure and environmental controls，E）。

1.气道及颈椎保护

（1）气道评估。对于意识水平改变（格拉斯哥评分小于或等于8分），伴有颌面部及颈部创伤伤员，应特别重视评估其气道有无不畅或阻塞。其次观察颌面部、口腔情况，如有无舌后坠、呕吐物、血液、食物、脱落牙齿、口腔软组织水肿等情况。

（2）保护颈椎。在气道评估与处理的同时评估和保护脊髓。评估时伤员处仰卧位，移除其头部物品，如帽子、头盔等，保持身体轴向稳定，固定颈椎位置，严禁让伤员自己活动。置颈托或检查已置颈托是否合适。

2.呼吸

一旦气道安全，即开始评估伤员呼吸。暴露伤员胸部，观察有无自主呼吸、胸廓起伏、呼吸频率和形态、皮肤颜色、胸廓软组织及骨骼的完整性、双侧呼吸音等情况，同时查看是否存在气管移位、颈静脉怒张、胸廓塌陷、反常呼吸等。

3.循环

通过触摸大动脉搏动判定脉搏强度和频率，监测血压，观察是否有明显外出血、皮肤颜色和温度、毛细血管再充盈等情况，判断伤员的循环状态。

4.神经系统

主要评价伤员的意识水平、瞳孔大小和对光反应、有无偏瘫或截瘫等。①用AVPU法快速判断清醒程度，即A（awake）：清醒；V（verbal）：对语言刺激有反应；P（painful）：对疼痛刺激有反应；U（unresponsive）：对疼痛刺激无反应。②检查手指和脚趾的感觉和活动表现。③评估瞳孔的大小、形状及对光反射。若伤员清醒程度欠佳或有肢体瘫痪，应进一步评估并详细检查。

5.暴露与环境控制

将伤员完全暴露以便全面检查伤情，要特别注意枪伤、腹部及骨盆创伤时可引起严重的失血性休克，同时一些开放性的骨折也有可能因为暴露不充分而被忽视。

暴露检查时应注意：①小心安全地为伤员脱掉衣服和鞋袜，但切记所有衣物将可能作为司法证据，需要妥善保存，并且应注意保护创伤救治团队成员自身的安全。②如果伤员在受伤时曾暴露于污染或有害环境中，需要对伤员进行必要的洗消清洁处理。③暴露过程中要注意为伤员保温，避免过低体温引发心律失常、凝血障碍、昏迷和心输出量降低等。

（二）进一步评估

了解创伤机制并完成初级评估及采取维持生命的干预措施后，开始从头到脚地评估（head-to-toe assessment），评估过程中应始终保持颈椎固定。

1. 头面部评估

观察及触摸头面部、口、鼻、耳等是否有裂伤、撕裂伤、挫伤、穿刺伤；是否有出血、膨隆或血肿、淤青、疼痛或肌紧张、骨擦音；是否有异物；是否有鼻部溢液或出血，触诊鼻中隔位置；观察瞳孔大小、形状、活动、对光反应，判断视力及听力。

2. 颈部评估

团队成员1人固定颈部，另1人移去前部颈托，观察及触诊颈部，查看气管是否居中，颈部有无肿胀、皮下气肿、压痛及出血，评估结束后放回前部颈托。

3. 胸部评估

观察胸廓呼吸运动是否对称，胸部是否有外伤、出血、压痛，胸部挤压试验是否阳性，是否存在皮下气肿，是否有异物，同时听诊两侧呼吸音是否对称、存在、消失、降低或异常（湿啰音、干啰音、哮鸣音、噼啪音），听诊心音并叩诊胸部，判断是否存在过清音及浊音。

4. 腹部评估

观察腹部形状、轮廓，是否有外伤、出血、异物等，听诊肠鸣音，顺时针触诊腹部，查看是否存在腹肌紧张、压痛及反跳痛、包块或液波震颤，叩诊判断是否存在移动性浊音。注意评估腹痛和腹胀、腹膜炎的范围与程度。

5. 骨盆及外生殖器评估

观察及触诊骨盆及外部生殖器，查看是否有外伤、出血、失禁、异物、骨擦音。观察尿道口是否有出血，轻柔地触诊骨盆（挤压和分离试验），若明确骨盆骨折勿行该试验。骨盆骨折本身易致低血压、失血性休克，若伴有腹内脏器创伤、膀胱破裂，尿道、直肠创伤等情况时可能加重休克，评估时应予以重视。

6. 四肢评估

观察及触诊四肢及各关节形状、轮廓并与对侧进行比较，查看是否有肿胀、畸形、压痛、出血、异物，判断四肢肌力、活动度及其神经血管情况，触诊双侧股动脉、腘动脉、足背动脉、肱动脉及桡动脉。

7. 检查后背部

使用轴线翻身法查看后背部，双侧季肋区及臀部、大腿后部是否有裂伤、擦伤、挫伤、撕裂伤、水肿及瘢痕等；触诊脊椎、后背部是否有畸形、压痛、肿胀。翻身过程中避免将伤员翻至已知可见损伤侧，以防加重伤员的疼痛及对患侧肢体造成二次创伤。

在初级评估及进一步评估中，还需要重点关注是否存在危及生命的情况，如：①严重颅脑创伤；②张力性气胸与大量血胸；③连枷胸与反常呼吸；④腹部内脏器官破裂出血；⑤血流动力学不稳定性骨盆骨折及股骨骨折等。

二、急救措施

（一）救治原则和程序

应遵循优先顺序原则，保障伤员气道、呼吸、循环安全，ABCDE 五项一旦有问题应立刻处理，进行针对性快速判断，决定后续措施。

整个过程中可以按 VIPCO 程序进行抢救：

①V（ventilation，通气）保持呼吸道通畅、通气和充分给氧。

②I（infusion，补液）迅速建立静脉通路，保证输液、输血，扩充血容量及细胞外液等抗休克治疗。对已有休克症状伤员迅速建立多个静脉通道，开始液体复苏。

③P（pulsation，心搏监测）监测心电和血压等。心搏骤停者应立即心肺复苏。多发伤伤员除考虑低血容量休克外，也要考虑心源性休克，特别是伴有胸部外伤的多发伤，可因气胸、心肌挫伤、心脏压塞、心肌梗死或冠状动脉气栓而导致心脏衰竭。有些伤员低血容量休克和心源性休克可同时存在。应针对病因给予胸腔闭式引流、心包穿刺以及控制输液量或应用血管活性药等救治措施。

④C（control bleeding，控制出血）立即控制明显外出血，有效的急救方法有压迫止血、填塞止血、加压包扎止血或止血带止血。

⑤O（operation，手术治疗）手术处理是严重多发伤治疗中的决定性措施，手术控制出血是最有效的复苏措施。危重伤员应抢在伤后的黄金时间（伤后 1 小时）内尽早手术治疗。

（二）现场与转运途中救护

1.现场救护

（1）尽快脱离危险环境，放置合适体位，排除可能继续造成伤害的原因。如将伤员从倒塌的建筑物或战场中转移至通风、安全、防雨的地方进行急救。

（2）对已经存在严重脊柱骨折、脊髓创伤或怀疑有脊柱创者应立即予以制动，颈托固定，保证有效通气，避免脊柱及脊髓继发性创伤。在不影响急救的前提下，救护人员应协助其取舒适安全体位（平卧位，头偏向一侧或屈膝侧卧位）。

（3）已经低体温或伴有明显出血、休克的伤员要积极采取被动加温（毛毯、棉絮、隔绝材料等覆盖）的方法。

（4）保存好离断肢体，减缓组织变性，防止细菌繁殖，冷藏时防止冰水浸入离断创面，切忌将离断肢体浸泡在任何液体中。离断肢体应随同伤员一起送往医院，以备再植手术。

（5）保护伤口，减少污染，及时压迫止血，固定骨折。不要随意去除伤口内异物或血凝块；创面中如有外露的骨折断端、肌肉、内脏等，严禁现场回纳入伤口；脑组织脱出时，应先在伤口周围加垫圈保护脑组织，不可直接加压包扎。

2.转运途中救护

根据伤员伤情轻重缓急有计划地进行转运，危重伤员可望存活者首先转送。决定伤员转运的基本条件是在搬动及运送途中，确保伤员不会因此而危及生命或使病情急剧恶化。

三、案例分析

案例九　交通事故所致损伤

【场景一】现场

周某某，女，69岁；2小时前被汽车撞倒，头部受伤，当即昏迷约10分钟，醒后诉头痛，在等待救援中再次昏迷并呕吐2次，为胃内容物。

问题1：现场如何急救？

处理措施：

（1）确认车祸现场安全；

（2）立即拨打122（告知车祸现场位置、受伤人员数量及情况），同时在距来车方向150米外示警，放置反光三角警告标志；

（3）评估伤员的意识情况、呼吸，确认受伤部位；

（4）及时清理呼吸道异物，给予平卧位，头部抬高；

（5）拨打120急救电话（告知车祸现场位置、受伤人员简要情况）。

问题2：

120到达现场后，初步检查伤员的意识、面色、生命体征，伤员神志昏迷。体格检查：R 14次/分，P 74次/分，BP 142/97 mmHg，SpO_2 90%；针刺肢体能睁眼并有肢体屈曲动作，回答问题有音无语，瞳孔直径左：右=2 mm：3.5 mm，对光反射左侧正常。初步考虑伤员出现了硬膜外血肿，此时该如何急救？

处理措施：

（1）将伤员放置在安全空旷的地方；

（2）建立静脉通路，补充血容量；

（3）判断病情，必要时行胸外心脏按压；

（4）保持呼吸道通畅，及时清理呕吐物及痰液，必要时行气管插管；

（5）检查有无出血部位，及时止血；

（6）密切监测伤员神志、瞳孔变化；

（7）安全转运，尽快实施对症治疗。

【场景二】急诊科

120送至医院后，与急诊科医生交接，讲述伤员受伤过程及病情情况。脑部CT：颅骨内板与硬脑膜之间的双凸镜形或弓形高密度影像。

问题：接诊医护该如何处理？

处理措施：

（1）急查血标本（血常规、生化、血型、出凝血时间、动脉血气分析）；

（2）急查心电图、脑部CT、核磁共振；

（3）密切监测生命体征、意识，保持呼吸道通畅；

（4）建立静脉通路，降低颅内压；

（5）禁食水；

（6）留置尿管，观察尿液颜色，性状和量，以了解有效循环血量情况；

（7）抢救的同时做好术前准备，备皮，皮试，术前用药；

（8）通知手术室，送手术；

（9）做好保暖。

案例十 高处坠落所致损伤

【场景一】现场

郑某某，男，32岁；在家中行走时不慎从台阶上摔下，头部着地，伤后神志清醒，头疼伴呕吐一次，呕吐物为咖啡色胃内容物，并伴左侧外耳道出血。

问题1：现场如何急救？

处理措施：

（1）将伤员置于安全地方，给予伤员平卧位，头偏向患侧；

（2）评估伤员的意识情况、呼吸，确认受伤部位；

（3）用干净纱布或衣物按压出血部位；

（4）不可自行擦拭外耳道渗液；

（5）拨打120急救电话（告知现场位置、受伤人员简要情况）。

问题2：

120到达现场后，初步检查伤员的意识、面色、生命体征，伤员神志昏迷。体格检查：R 14次/分，P 74次/分，BP 142/97 mmHg，SpO_2 90%；前额皮肤有挫伤和肿胀，眶周皮下及球结合膜下形成瘀血斑。初步考虑伤员出现了颅骨骨折，此时如何处理？

处理措施：

（1）将伤员放置在安全空旷的地方，给予伤员平卧位，头部抬高15～20°；

（2）清理口腔异物，保持呼吸道通畅，鼻导管吸氧；

（3）检查伤员神志，避免颅内压升高；

（4）建立静脉通路，补充血容量；

（5）心电监护；

（6）观察伤员瞳孔大小；

（7）安全转运。

【场景二】急诊科

120送至医院后，与急诊科医生交接，讲述伤员受伤过程及病情情况。

问题：接诊医护人员对伤员如何处理？

处理措施：

（1）急查血标本（血常规、生化、血型、出凝血时间，动脉血气分析）；

（2）急查脑部CT、心电图；

（3）保持呼吸道通畅，鼻导管给氧；

（4）立即行心电监护，密切观察生命体征变化；

（5）降低颅内压（如甘露醇、呋塞米；肾上腺皮质激素；低温疗法如冬眠合剂、物理降温）；

（6）控制出血：应用止血药；

（7）避免癫痫发作：合理应用抗癫痫药物；

（8）留置导尿，记录出入量；

（9）准备气管插管器械、吸引器、呼吸机和脑室穿刺用品，以备紧急抢救；

（10）密切观察伤员瞳孔变化；

（11）请神经科会诊；

（12）抢救的同时做好术前准备，备皮，皮试，术前用药。

（史素杰）

第四章
常见急症现场急救

急症患者病情紧急且复杂多样，受伤部位常涉及多个组织和系统。早期识别和诊断对患者的急救尤为重要，及时采取有效救治和护理措施可大幅降低患者死亡率，提高抢救成功率。本章从常见的可能危及生命的症状和疾病考虑，重点介绍了急性胸痛、腹痛，窒息，以及低血糖症等的评估要点和救护措施。

第一节 急性胸痛

胸痛是胸前区域出现的不适感，可能表现为闷痛、刺痛、烧灼感、紧缩感或压榨感等，有时还会放射到其他部位如面颊、下颌、咽颈、肩部、后背、上肢或上腹部，引起酸胀、麻木或沉重感等症状。这种疼痛常伴随精神紧张、焦虑和恐惧感，是急诊科中常见的症状之一。胸痛的病因多种多样，且由于病因各不相同危险性存在较大差异，本节主要介绍由心源性原因导致的胸痛，创伤导致的胸痛的表现及处理见第三章第三节。

一、评估要点

（一）病情判断

胸痛发生的原因常可涉及各个系统，从临床急救处理和对患者的影响可分为致命性和非致命性两大类。其中，致命性胸痛依据疼痛的来源可分为心源性和非心源性。其他病因详见下表4-1。对于突发胸痛的患者，首先应迅速评估生命体征，同时简要收集病史，以判断是否存在危及生命的情况；然后进一步完善临床病史情况，结合患者的体格检查和辅助检查结果，进行整体的综合判断。具体流程见图4-1。

表4-1　胸痛分类

分类			病因
致命性胸痛	心源性胸痛		急性冠脉综合征、主动脉夹层、心脏压塞、心脏挤压伤(冲击伤)
	非心源性胸痛		急性肺栓塞、张力性气胸、食管破裂
非致命性胸痛	心源性胸痛		稳定性心绞痛、急性心包炎、心肌炎、肥厚型梗阻性心肌病、应激性心肌病、主动脉瓣疾病、二尖瓣脱垂等
	非心源性胸痛	胸壁疾病	肋软骨炎、肋间神经炎、带状疱疹、急性皮炎、皮下蜂窝织炎、肋骨骨折、血液系统疾病所致骨痛(急性白血病、多发性骨髓瘤)等
		呼吸系统	肺动脉高压、胸膜炎、自发性气胸、肺炎、急性气管-支气管炎、胸膜肿瘤、肺癌等
		纵隔疾病	纵隔脓肿、纵隔肿瘤、纵隔气肿等
		心理精神	抑郁症、焦虑症、惊恐障碍等
		其他因素	过度通气综合征、痛风、颈椎病等

（二）临床表现

1.起病

不同病因导致的胸痛起病时间不同，其中急性冠脉综合征（acute coronary syndromes，ACS）多在发生10分钟内达到高峰；主动脉夹层一般起病突然，发病当时疼痛最严重。

2.疼痛部位

心源性胸痛常发生的部位是心前区或胸骨后，并可放射到其他部位，其中心肌梗死或心绞痛常向左臂内侧及左肩放射，也可放射至面部或左侧颈部；主动脉夹层发生疼痛时随着夹层血肿的扩展由近心端向远心端弥漫，降主动脉夹层疼痛可放射至肩胛、背部、腰部或下肢，升主动脉夹层疼痛可放射至前胸、颈部及咽喉。气胸、急性肺栓塞引起的剧烈疼痛常位于患侧胸部。

3.性质

典型心源性胸痛表现为压榨样并伴有压迫窒息感，而非典型疼痛则表现为非特异性的"胀痛"或"消化不良"等；主动脉夹层疼痛多骤然发生，呈前后移行性的撕裂样剧痛；急性肺栓塞多表现为胸膜炎性胸痛或心绞痛样疼痛。

4.持续时间及影响因素

稳定性心绞痛发作持续时间一般为2～10分钟，可在休息后或舌下含服硝酸甘油后3～5分钟缓解，剧烈运动、过饱、过度劳累、寒冷、情绪激动等常导致心绞痛的发生。不稳定性心绞痛胸痛持续时间延长，程度加重，发作频率增加；心肌梗死的胸痛发作持续时间常大于30分钟，舌下含服硝酸甘油多无缓解；食管疾病引起的胸痛多与进食关系密切；肺、心包或肌肉骨骼疾患导致的胸痛多表现为呼吸时加重。

5.伴发症状

致命性胸痛发生时血流动力学也常有异常表现，包括颈静脉怒张、大汗、血压下降，甚至休克；心源性或消化系统疾病所致胸痛可伴发恶心呕吐；呼吸系统疾病引起的胸痛常伴有发绀、严重呼吸困难、烦躁不安等症状。

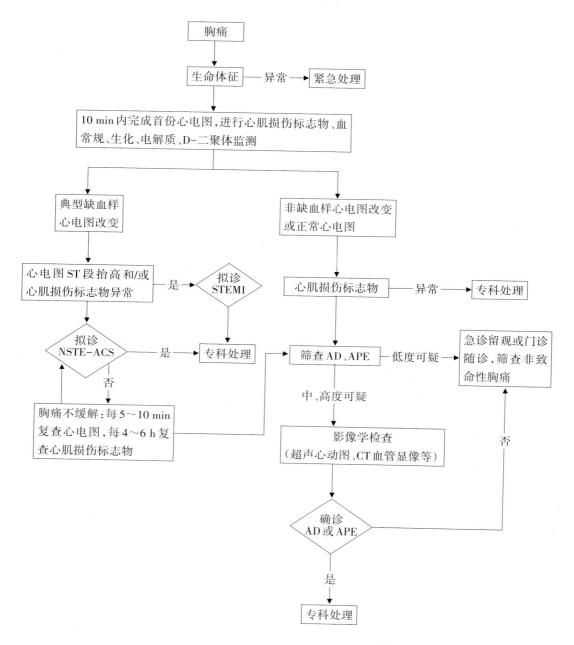

图4-1　急性胸痛判断与评估流程

注：STEMI，ST段抬高型心肌梗死；NSTE-ACS，非ST段抬高型急性冠脉综合征；AD，主动脉夹层；APE，急性肺栓塞。

（三）辅助检查

1.心电图

标准12或18导联心电图是早期快速识别急性冠脉综合征的重要工具，可有效识别患者的心肌缺血部位、程度及范围。

（1）ST段抬高型心肌梗死患者典型心电图

至少两个相邻导联J点后新出现ST段弓背向上抬高，可伴或不伴病理性Q波、R波降低；存在新发的完全左束支传导阻滞；出现超急性期T波改变。

（2）非ST段抬高型急性冠脉综合征患者典型心电图

至少2个相邻导联ST段同基线心电图比压低大于等于0.1 mV或者T波改变，并呈动态变化。少数不稳定性心绞痛患者心电图可无异常，心电图的变化可随疼痛的缓解而完全或部分消失，若其变化持续时间超过12小时，则提示可能出现了非ST段抬高型急性冠脉综合征。

（3）急性肺栓塞患者典型心电图

Ⅰ导联S波加深，Ⅲ导联出现Q波及T波倒置。

2.实验室检查

（1）心肌梗死的高特异性和高敏感性的生物性标志物是心肌肌钙蛋白Ⅰ/T（cTnⅠ/T），cTnⅠ/T高敏感的检测方法是检测高敏肌钙蛋白（hs-cTn）。若cTnⅠ不能检测，可用肌酸激酶同工酶（CK-MB）检测替代。

（2）急性肺栓塞患者可检测血气分析，常出现PaO_2小于80 mmHg并伴$PaCO_2$下降。血浆D-二聚体检测具有敏感性高而特性差的特点，若其升高含量低于500 μg/L，则可排除。

3.超声心动图

可用于主动脉夹层内膜裂口的定位，也可判断真、假腔的状态及并发心包积液和主动脉瓣关闭不全的改变等。

4.CT血管成像

主动脉夹层和急性肺栓塞临床诊断的首选检查方法。

5.肺动脉造影术

当CT检查难以确诊或排除急性肺栓塞，或需要血流动力学监测时可以使用。

二、急救措施

（一）救治原则

针对急性胸痛的处理，应遵循首先迅速识别，积极救治，然后病因治疗的处理原则。

1.急性冠脉综合征的救治原则

急救流程图见图4-2。

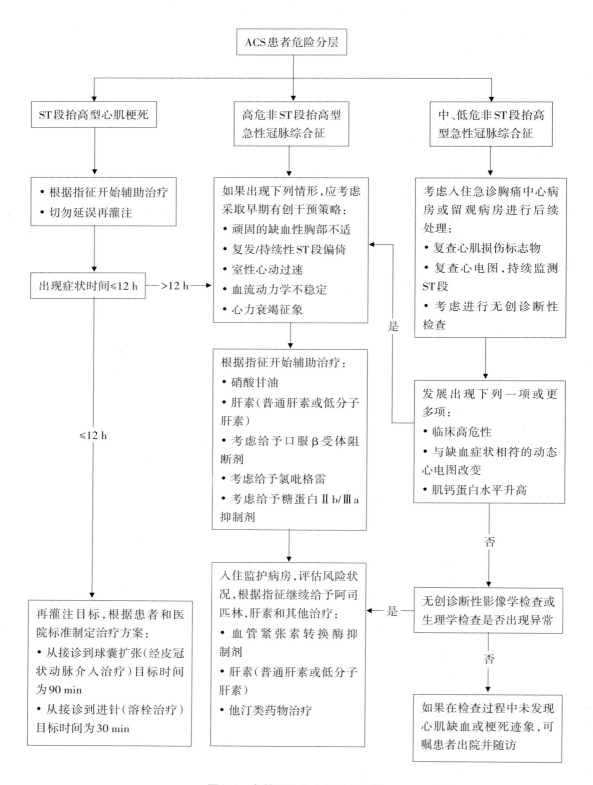

图4-2 急性冠脉综合征急救流程

（1）院前急救

1）首先识别并确认患者胸痛的性质，使用12导联心电图判断心肌缺血的情况，若出现ST段抬高，则将患者送往医院进行心血管再灌注治疗，有条件时可提前与要送往的医院沟通，及早准备。

2）监测患者的血氧饱和度和生命体征数值，若血氧饱和度小于94%，应给予吸氧，氧流量一般选择2～4 L/min。

3）若患者出现心搏骤停的情况，需立即就地开展CPR和除颤。

4）可采用舌下含服或喷雾硝酸甘油等对症治疗手段，如有必要，可以给予吗啡止痛。

5）即刻于大血管处建立静脉通路以便后期院内治疗。

6）若需要行院前溶栓治疗，应先排除患者有无禁忌证。

（2）急诊科救治

1）救治目标：识别患者情况并准确分诊，进一步缓解患者出现的缺血性原因导致的胸部不适；急性冠脉综合征的患者应预防急性致命并发症的发生并加强治疗，如急性心力衰竭、无脉性室速、室颤、心源性休克等。

2）危险分层：根据患者病情的评估结果，将患者划分为ST段抬高型心肌梗死、高危非ST段抬高型急性冠脉综合征以及中低危非ST段抬高型急性冠脉综合征，并依据危险分层分别采取针对性救治措施。

3）早期再灌注治疗：针对症状出现时间小于12小时的ST段抬高型心肌梗死患者，可直接行经皮冠状动脉介入治疗，从接诊到球囊扩张时间应小于90分钟。如果需要静脉溶栓治疗，从接诊到进针时间应小于30分钟。

2.急性主动脉夹层的救治原则

积极进行镇静与镇痛治疗，同时给予控制血压、负性心率与负性心肌收缩力等的药物，必要时可行介入或外科手术。

3.急性肺栓塞的救治原则

以抗凝治疗为主，同时坚持呼吸循环支持治疗；对于大面积肺栓塞伴有明显呼吸困难、胸痛、低氧血症的患者，可进行溶栓、外科手术取栓或介入导管碎栓。

（二）护理措施

1.即刻护理措施（在没有明确病因前）

（1）卧床休息，保持情绪稳定。

（2）心电监护，电极片位置需避开除颤区域及心电图胸导联的位置。

（3）若存在低氧血症，给予鼻导管或面罩吸氧，使血氧饱和度维持在94%及以上。

（4）监测12或18导联心电图，及时动态关注ST段变化。

（5）建立静脉通路，确保给药途径通畅。

（6）遵照救治流程采取动脉、静脉血标本，以进行血常规、血气分析、心肌损伤标志物、肝肾功能、电解质、凝血试验、D-二聚体等的监测。

（7）对急性冠脉综合征出现急性致命并发症（如室颤、无脉性室速等），需备好急救药物和抢救设备及时抢救。

（8）对于非ST段抬高型急性冠脉综合征极高危缺血患者，在2小时内紧急做好行冠状动脉造影的准备。

（9）若病情允许，协助患者按医嘱进行影像学检查，如X线胸片及CT、磁共振成像（MRI）等。

2.胸痛的护理

动态观察胸痛的部位、持续时间、性质、严重程度、有无放射、缓解和加重因素、伴随症状等。同时需注意疼痛程度以及胸痛时的表情变化（如面色苍白、大汗和血流动力学障碍等），及时向医生报告。遵医嘱使用镇痛药，并及时评估镇痛效果。

3.急性冠脉综合征的护理

（1）遵医嘱用药

用药前，应了解简单药物原理，明确药物的剂量、给药途径、适应证和禁忌证。

1）阿司匹林：对于无阿司匹林过敏史和无近期胃肠道出血的疑似ST段抬高型心肌梗死患者，应遵医嘱立即嚼服阿司匹林150～300 mg，保证药物吸收效果。

2）硝酸酯类药物：常用硝酸甘油和硝酸异山梨酯。对于血流动力学稳定（收缩压大于90 mmHg或小于基线值30 mmHg以内且心率为50～100次/分）但嚼服阿司匹林无法缓解的胸痛患者，尽可能取坐位每3～5分钟舌下含服1片硝酸甘油，含服时确保舌下黏膜湿润。若胸痛仍未缓解，及时报告医生，准备给予硝酸甘油静脉滴注，监测患者血流动力学情况和临床反应，定期调整滴注速度，使血压稳步下降（血压正常者平均动脉压下降10%，高血压者平均动脉压下降20%～30%）。告知患者用药后可能由于血管扩张作用出现头部胀痛、头晕、面色潮红、心动过速或心悸等不适，若患者出现以上反应需注意密切观察。心室前负荷不足的患者（下壁心梗和右室心梗、低血压、心动过速、心动过缓、过去24～48小时服用过磷酸二酯酶抑制剂）要慎用或不使用硝酸甘油。

3）吗啡：对服用硝酸酯类药物治疗胸痛未缓解的患者，应及时报告医生，准备吗啡治疗。但应注意吗啡有扩张血管作用，可能导致前负荷依赖或不稳定型心绞痛或非ST段抬高型心肌梗死患者死亡率增高，因此以上患者需慎用吗啡。

4）β-受体阻滞药：具有降低过快心率和高血压，减轻心肌耗氧的作用，除心动过缓、心力衰竭及低血压的急性冠脉综合征外的患者可遵医嘱服用β-受体阻滞药。

5）氯吡格雷：具有血小板抑制剂作用，同时起效快、使用安全，尤其适合对阿司匹林过敏的急性冠脉综合征高危人群。高危急性冠脉综合征保守治疗患者或延迟性经皮冠状动脉介入治疗患者在早期辅助治疗时按医嘱服用氯吡格雷，以改善预后。

（2）再灌注心肌的治疗与护理

在起病3～6小时内（最长不超过12小时）做好闭塞冠状动脉再通的准备，使心肌得到再灌注，从而减小心肌坏死的范围。

（3）并发症的监测与处理

1）心律失常：注意观察心电监护及心电图显示的心率（律），及早识别各类心律失常，并迅速遵医嘱及时处理。

2）心源性休克：密切观察患者的生命体征，肤色、皮温及潮湿度等。若出现血压下降趋势（小于90 mmHg）、心率持续增快，血氧饱和度小于94%，皮肤颜色苍白或发绀，四肢湿冷，表情淡漠等表现时，应高度警惕心源性休克发生的可能，及时通知医生，并给予以下处理。

①补充血容量：怀疑患者存在血容量不足时，应按医嘱补充液体。补液时应注意按输液计划调节滴速，同时密切观察患者是否存在呼吸困难、恶心呕吐、颈静脉充盈、心前区疼痛加重等症状。

②及时遵医嘱用药：若血压低于90 mmHg，及时静脉滴注多巴胺等血管活性药物。用药时应观察患者血压变化和输液部位的皮肤情况，依据医嘱和血压变化调节输液滴速。必要时按医嘱纠正电解质紊乱及酸中毒，保护患者肾功能。

③密切观察病情变化：注意观察药物反应与副作用，密切监测患者的心率（律）、血压、血氧饱和度和尿量，准确记录患者的液体出入量，及时向医生报告病情变化。

3）急性左心衰竭：若患者出现呼吸困难、不能平卧、咳嗽，发绀、烦躁等心力衰竭症状时，应立即按医嘱给予以下紧急救护。

①体位：保持坐位或半坐卧位。

②保持呼吸道通畅，给予高流量面罩吸氧。

③遵医嘱给予抢救药物：吗啡静脉注射，可起到镇静，减轻恐惧感的同时，降低患者心率，减轻心脏负荷；静脉滴注氨茶碱解除支气管痉挛，缓解呼吸困难症状；使用洋地黄制剂以增加患者的心输出量和心肌收缩力；应用血管扩张剂（硝酸甘油、硝普钠等）静脉滴注，扩张周围血管，减轻患者回心血量；静脉注射呋塞米利尿，以减少循环血量。给药时需注意药物用法，血管活性药物多使用微量泵控制速度，防止低血压的发生。肺和（或）体循环淤血者要注意严格控制输液滴速，监测出入量。

④密切观察病情变化，完善辅助检查：心电监护密切监测心率、血压、血氧、病情变化及药物作用。监测12导联心电图，留取各种血标本，如血常规、心肌损伤标志物、动脉血气、脑钠肽、血糖和电解质等，协助患者完成X线胸片拍摄和超声检查等。

（4）心理护理

胸痛患者往往突然发病且症状较重，加之医院的特殊环境、手术风险和医疗费用等因素，患者往往存在紧张、恐惧、焦虑、烦躁甚至绝望等负性情绪。因此，需重视患者的心理状况，注意体贴关心患者。抢救过程中给予适当的安慰和鼓励，告知患者可能需要的抢救措施，以减轻患者的恐惧感，得到患者的配合，增强治疗信心。

（5）健康指导

结合患者病情和特点，对患者和家属进行健康指导，增强预防意识，已有急性冠脉综合征病史者应预防再次发生心肌梗死和其他心血管不良事件。

1）改变生活方式：①合理膳食。低盐、低热量、低脂、低胆固醇饮食，多摄入蔬菜、水果和粗纤维食物，避免暴饮暴食。②适当运动。适当进行体力活动，以有氧运动为主，运动的强度和时间以不致发生疼痛症状为宜。③控制体重。在合理膳食的基础上，结合运动和行为治疗等控制体重。④戒烟戒酒。

2）避免诱发因素：适当调整日常活动和工作量，不可过度劳累，保持情绪稳定，缓解精神压力，确保睡眠充足。

3）正确服用药物：告知患者用药的目的、药物作用及服药注意事项，指导其正确遵医嘱使用抗心律失常、抗缺血、抗血小板凝集、降压、降脂、降糖等药物，积极治疗基础慢性疾病，如冠心病、高血压、高血脂、糖尿病等。

4）病情自我监测：向患者充分介绍疾病相关知识，包括急性冠脉综合征发生的过程、原因、监护的意义。教会其自测脉率，能及时发现心律失常。同时告知患者及家属心绞痛发作时的缓解方法，若出现心绞痛发作频繁、程度加重、疼痛时间延长等情况，及时就医。警惕心肌梗死的发生。

三、案例分析

案例十一　心肌梗死

【场景一】事发现场

金某某，男，70岁；清晨起床活动后突发胸痛不适，自觉心前区闷痛，伴呼吸困难，大汗淋漓，烦躁不安，恐惧及濒死感，症状持续不缓解。

问题1：

应该如何实施现场急救？

处理措施：

（1）引导患者保持情绪平稳，卧床休息，不要随意搬动患者；

（2）给予患者自备硝酸甘油舌下含服；

（3）随时观察患者的生命体征，若患者出现意识丧失、颈动脉搏动和自主呼吸消失，立即行胸外心脏按压；

（4）拨打120急救电话（告知现场位置、患者简要情况）。

问题2：

120急救车到达现场，针对伤者情况急救医生和护士应评估哪些内容？120医务人员如何急救？

处理措施：

初步检查伤者的意识、面色、生命体征。体格检查：T36.6 ℃，P 106次/分，R 32次/分，BP 89/56 mmHg。行心电图，发现患者出现ST段抬高，病理性Q波，五分钟后患者出现室颤，随即意识丧失，心跳呼吸骤停。考虑患者出现了急性心肌梗死，具体处理措施如下：

（1）立即除颤；

（2）立即行胸外心脏按压；

（3）心电监护，同时给予吸氧；

（4）大动脉处建立静脉通路；

（5）患者恢复意识后立即使用担架将患者抬上救护车。

【场景二】急诊科

120急救车转运至医院送至急诊科抢救室，与急诊科医护交接患者病情。

问题：

接诊医护人员对伤者如何处理？

处理措施：

1.急查

（1）心电图；

（2）超声心动图；

（3）放射性核素检查；

（4）血清心肌坏死标志物，心肌酶，血常规，生化标本。

2.紧急处理

（1）给予患者心电监测，鼻导管吸氧，氧流量3 L/min；

（2）患者卧床休息，严禁下床；

（3）解除疼痛，杜冷丁50～100 mg肌注；

（4）输液：0.9%氯化钠注射液50 mL+硝酸甘油注射液5 mg微量泵泵入，硫酸氢氯吡格雷片（波立维）75 mg口服，阿司匹林肠溶片（拜阿司匹林）0.1 g口服，依诺肝素钠注射液（克赛）4000 IU皮下注射；

（5）急诊备术，行局部麻醉下冠状动脉造影术。

案例十二　肋骨骨折

【场景一】事发现场

白某某，男，57岁；干活时从约2 m高的梯子上坠落，右侧胸部撞至柜台，随即出现呼吸困难、胸痛，深呼吸、咳嗽或改变体位时疼痛加剧，随后意识逐渐模糊、呼吸浅快、口唇发绀、脉搏细速、四肢湿冷。

问题1：

应该如何现场急救？

处理措施：

（1）确认现场安全，评估患者的意识情况、呼吸，确认受伤部位，一旦发现呼吸、心跳骤停，立即行心肺复苏；

（2）判断有无颈椎损伤，不要随意搬动患者，给予患者保暖；

（3）安置休克体位，头偏向一侧；

（4）拨打120急救电话（告知事故现场位置、受伤人员简要情况）。

问题2：

120急救车到达现场，针对伤者情况急救医生和护士应评估哪些内容？如何处理？

处理措施：

初步检查伤者的意识、面色、生命体征。体格检查：T 36 ℃，P 123次/分，R 32次/分，BP 60/40 mmHg；受伤侧胸壁肿胀、畸形，局部压痛明显，挤压胸部时疼痛加重，可闻及骨擦音，伤处胸壁反常呼吸运动。考虑伤者出现了多根多处肋骨骨折，具体处理措施如下：

（1）判断有无颈椎损伤，安置休克体位，头偏向一侧，预防呼吸道梗阻；

（2）使用绷带包扎固定胸廓；

（3）心电监护，同时给予吸氧；

（4）建立静脉通路，补液；

（5）立即使用担架将患者抬上救护车。

【场景二】急诊科

120急救车转运至医院急诊科抢救室，与急诊科医护交接，讲述伤者受伤过程及病情判断。

问题：

接诊医护人员对伤者如何处理？

处理措施：

1.急查

（1）头部、上下腹部、盆腔、四肢等CT；

（2）腹部B超；

（3）床旁心电图检查；

（4）血常规，生化，凝血，血型，尿常规。

2.紧急处理

（1）行心电监护，给予3 L/min氧流量吸氧；

（2）输液：混合糖电解质注射液500 mL静滴；复方氯化钠注射液（基）（直立式软袋双阀）500 mL静滴；

（3）急诊备术，行全麻下肋骨骨折切开复位内固定术。

第二节　急性腹痛

急性腹痛作为临床常见的急症之一，是指由各种原因引起的发生在1周之内的腹腔脏器急性病变而表现为腹部疼痛的急症，往往发病急、进展快、变化多，一旦处理不及时，易发生严重不良后果，甚至危及生命。医护人员的细致评估、严密观察和及时护理，对把握患者的抢救时机和改善疾病的疗效与预后起到十分重要的作用。

一、评估要点

（一）病情判断

多种原因均可导致腹痛的发生，腹痛通常分为功能失调和器质性病变两大类：功能失调因素包括神经功能紊乱、麻痹、痉挛、功能暂时性失调等；器质性病变常见急性炎症、扩张、扭转、梗阻、破裂、损伤、出血、坏死等。

1.腹腔内脏器病变导致的腹痛

（1）急性炎症

如自发性腹膜炎、急性胃炎、急性胃肠炎、急性肠系膜淋巴结炎、急性回肠或结肠憩室炎等；腹腔内各种脓肿导致的急性阑尾炎、胆囊炎、急性化脓性胆管炎、胰腺炎、急性盆腔炎、急性附件炎、急性泌尿系感染以及急性细菌性或阿米巴痢疾等。

（2）急性梗阻或扭转

常见有急性胃或脾扭转、胃黏膜脱垂症、急性肠梗阻（包括肠套叠、肠扭转），肾、尿路、胆道结石嵌顿性绞痛，胆道蛔虫症、肠系膜或大网膜扭转、腹内/外疝、卵巢囊肿蒂扭转等。

（3）急性穿孔

消化性溃疡急性穿孔、外伤性胃肠穿孔、胃肠道癌或肠炎症性疾病急性穿孔、胆囊穿孔、子宫穿孔等。

（4）急性内出血

如腹部外伤所致的肝、脾、肾等实质脏器破裂；肝癌破裂；卵巢或黄体破裂、异位妊娠等。

（5）血管病变

血管病变可见于急性门静脉或肝静脉血栓形成、腹主动脉瘤、夹层动脉瘤、脾梗死、肾梗死、肠系膜动脉急性栓塞或血栓形成、肠系膜静脉血栓形成等。

（6）其他

如急性胃扩张、痛经、肠易激综合征等。

2.腹腔外脏器或全身性疾病引起腹痛

无急性腹膜炎征象，常伴有腹外其他脏器病症，以胸部疾病所引起的代谢疾病所致的痉挛性腹痛、放射性腹痛和中毒为多。

（1）胸部疾病

如不典型心绞痛、急性心肌梗死、主动脉夹层、急性心包炎、肋间神经痛、下肺肺炎、胸膜炎、气胸、肺脓肿等。

（2）代谢及中毒疾病

如糖尿病酮症酸中毒、低钙血症、尿毒症，酒精、砷、铅、汞等中毒。

（3）变态反应性疾病

如腹型风湿热、腹型过敏性紫癜。

（4）神经元性疾病

如带状疱疹、末梢神经炎、神经功能性腹痛、胃肠功能紊乱、腹型癫痫、脊柱结核等。

（二）临床表现

1.迅速评估全身情况

护士接诊后首先评估患者的整体情况，初步判断病情的轻重缓急，决定是否需要进行急救，重点评估危重患者的血压、脉搏、体位、疼痛程度、回答问题的能力、神志、面容表情等，若患者表情痛苦、面色苍白、仰卧不动或蜷曲侧卧、大汗淋漓、呼吸急促、脉搏细速等说明病情较重；若患者脉搏细速且血压低，则提示可能存在低血容量的情况。评估后需迅速分诊进行处理，待情况允许再行详细检查。

2.评估一般情况

（1）年龄

阑尾炎、急性胃穿孔、肠梗阻、腹部外伤所致脏器破裂出血等多见于青壮年。胆囊炎、胆石症及血管疾病、胃肠道癌肿及并发症等发病率中老年人较高。

（2）性别

如胰腺炎、胆囊炎多见于女性，而急性阑尾炎、溃疡病穿孔、肠梗阻、尿路结石男性多见。

（3）既往史

了解既往有无急性腹痛（如溃疡病、阑尾炎等）的病史，有无类似疼痛发作史，有无腹部外伤史和手术史，有无心肺等胸部疾病和高血压、糖尿病史等。女性还需了解月经史和生产史，若患者急性腹痛同时存在闭经情况并伴休克征象，应高度警惕发生异位妊娠破裂内出血的可能。

3.重点询问腹痛信息

（1）诱发因素

进食油腻后出现的腹痛多可能为胆囊炎或胆石症；发作于酗酒、暴饮暴食或高脂饮食后的腹痛常为急性胰腺炎所致；部分机械性肠梗阻与腹部手术有关；肠扭转导致的腹痛多突发于突然改变体位或剧烈活动后；溃疡病穿孔所致的腹痛多见于饱餐后；腹部受暴力作用可引起肝、脾破裂出现剧痛伴休克的发生。

（2）部位

最早发生疼痛及压痛最明显的部位多为病变部位。

（3）起病方式、性质和程度

1）起病方式、性质

腹部绞痛患者痛苦且多发病较急，应注意鉴别，尽早确定病因。

①炎症性急性腹痛：常由于急性阑尾炎、胆囊炎、胰腺炎、盆腔炎、腹膜炎等导致，以发热、腹部疼痛、压痛或腹肌紧张为主要特点。起病一般由轻渐重，进展较缓慢，具有疼痛剧烈呈持续性并进行性加重的特点。炎症若波及壁腹膜和脏器浆膜，则可表现出典型的局限性或弥漫性腹膜刺激征。

②穿孔性急性腹痛：多由炎症、外伤或癌肿侵蚀导致的空腔脏器破裂导致，如溃疡穿孔、胆囊穿孔、胃癌穿孔、外伤性肠穿孔等，以突发的持续腹痛和腹膜刺激征为主要特点，常伴肠鸣消失或气腹。起病突然，呈剧烈的烧灼样痛、刀割样痛，随着病情的进展疼痛发展为持续性，同时范围迅速扩大。

③梗阻性急性腹痛：常见于输尿管、肾结石，肠梗阻、肠套叠、胆绞痛、胆道蛔虫病、嵌顿性疝、卵巢囊肿蒂扭转等疾病，以阵发性腹痛、呕吐、腹胀、排泄功能障碍为主要特点。多发生突然，呈阵发性剧烈绞痛，若梗阻器官同时存在炎症或血运障碍，则表现为持续性疼痛伴阵发性加重。

④出血性急性腹痛：常见于消化性溃疡出血、胆道出血、肝脾破裂出血、肝癌破裂出血、腹主动脉瘤破裂出血、异位妊娠破裂出血等，以腹痛、失血性休克与急性贫血、显性出血（呕血、便血、尿血）或隐性出血为主要特点。起病多急骤，呈持续性，但疼痛程度不及炎症性和穿孔性剧烈，往往由于大量积血刺激出现急性腹膜炎，但腹膜刺激症状较轻，常伴有急性失血症状。

⑤损伤性急性腹痛：因暴力着力点不同，可出现空腔脏器伤、实质脏器伤及腹壁伤造成的腹痛，以外伤、腹痛、腹膜炎或内出血综合征为主要特点。原发性休克恢复后，可出现急性持续性剧烈腹痛，伴恶心呕吐。

⑥缺血性急性痛：多为腹腔内脏绞窄与扭转导致，疼痛呈持续性，受阵发牵拉，可有阵发性类似绞痛加剧症状，常可触及压痛性包块，可伴有频繁干呕、消化道排空症状，早期可无腹膜刺激征，但随着坏死的发生而逐渐出现。

⑦全身性疾病及功能性紊乱所致急性腹痛：常由胃肠神经症、肠道易激综合征、肠系膜动脉硬化或缺血性肠病、过敏性紫癜、腹性癫痫等全身性疾病史或精神因素所致，疼痛多无明显定位，呈间歇性、不规律性或一过性，腹痛虽严重，但体征轻，腹软，无固定压痛和反跳痛。

2）疼痛程度

腹痛程度可反映腹内病变的轻重，但疼痛的个体敏感性和耐受程度差异较大，往往会影响其评价。空腔脏器急性穿孔等化学刺激可引起刀割样剧痛；肾绞痛、肠扭转、卵巢囊肿蒂扭转等梗阻性疾病为剧烈疼痛；肝破裂、脾破裂、宫外孕等脏器破裂出血性疾病引起的腹痛略次之；阑尾炎、肠系膜淋巴结炎等炎症性疾病引起的腹痛较轻。

（4）与发作时间、体位的关系

胃窦、十二指肠溃疡患者饥饿时疼痛发作，呈节律性、周期性；胆、胰疾病，胃部肿瘤或消化不良常出现餐后痛；腹痛发作与月经周期有关者多患有子宫内膜异位；卵泡破裂者在月经期间腹痛发作。某些体位时腹痛加剧或减轻，可帮助确诊，如膝胸位或前倾坐位时疼痛减轻则高度怀疑胰腺疾病；黏膜脱垂者左侧卧位可减轻疼痛；腹膜炎患者常蜷缩侧卧时疼痛减轻，而活动时疼痛加剧；直立时灼烧痛减轻，而躯体前倾时明显则考虑反流性食管炎。

（5）伴随症状

1）消化道症状

①恶心呕吐：严重腹痛时可引起，常发生于疼痛后。溃疡病穿孔、急性胆囊炎均有恶心呕吐的症状；急性胃肠炎、胰腺炎发病早期频繁呕吐；高位肠梗阻可早期出现频繁呕吐，低位肠梗阻或结肠梗阻呕吐出现晚甚至不出现。呕吐物的量及性质与梗阻部位有关，如低位肠梗阻呕吐物常为粪水样，幽门梗阻则呕吐宿食不含胆汁。

②排便情况：肠梗阻常肛门停止排气、排便；急性肠炎、痢疾、炎症性肠病、肠结核等常伴有腹泻；肠套叠多排出果酱样便；绞窄性肠梗阻、溃疡性结肠炎、坏死性肠炎、缺血性疾病等可出现血便。

2）其他伴随症状

发热；黄疸；血尿或排尿困难；休克；盆腔炎症或积液、积血时可出现排便次数增多和里急后重感。

（三）辅助检查

1.实验室检查

（1）血常规

活动性出血时可出现红细胞、血红蛋白进行性减少；感染性疾病往往白细胞总数和中性粒细胞计数增多。

（2）尿常规

尿中白细胞含量增多表示感染，大量红细胞则提示可能为肾绞痛、泌尿系肿瘤和损伤。糖尿病酮症酸中毒患者可出现尿酮体和尿糖阳性。

（3）大便常规

细菌性食物中毒引起的急性肠炎大便多为水样或糊状，含少量红、白细胞；消化道出血者可出现血便；痢疾者则为黏液脓血便；大便隐血试验阳性提示消化道肿瘤。

（4）血生化

肾功能不全者尿素氮、血肌酐升高；急性胰腺炎者血、尿或腹水淀粉酶增高；怀疑异位妊娠者可检测人绒毛膜促性腺激素。

2.X线检查

心脏、肺及胸膜病变可通过胸部X线检查发现；腹部透视和拍片检查发现膈下游离气体则多为胃肠穿孔；肠内有气液平面，肠腔内充气较多者提示肠梗阻；怀疑有尿路病变可做静脉肾盂造影或拍腹部平片。

3.超声检查

超声可发现腹腔和盆腔脏器病变的大小、形态、占位，以及结石、腹腔积液、异位妊娠的情况，发现腹腔内淋巴结及血管等病变时具有较高的诊断价值，是首选的检查方法。同时可在超声指引下进行脓肿、腹腔积液及积血等穿刺抽液。

4.内镜检查

可进行胃镜、十二指肠镜、结肠镜、小肠镜和胆道镜等，对诊断急性腹痛具有极重要的意义，可发现消化道出血的病因及部位并在内镜下行止血或病灶切除。

5.CT检查

CT是评估急腹症的另一种安全、快速有效和无创的方法，具有不受肠管内气体干扰的优点，特别是对肝、胆、胰等实质性脏器病变、十二指肠和主动脉病变方面的判断较超声检查更具优势，能精准定位定性病变部位。PET-CT检查对肿瘤的诊断更具敏感。

6.直肠指检

盆腔脓肿或积血时可导致直肠膀胱凹窝呈饱满感并伴有触痛；盆腔阑尾炎可存在右侧直肠壁触痛。

7.其他检查

怀疑腹腔有积液或出血时，可通过腹腔诊断性穿刺，吸取液体进行常规检查和细胞学检查，以确定病变性质；既往无慢性胃病史的40岁以上患者，若突然出现上腹痛应常规做心电图，以判断有无心脏和心包病变；阴道后穹隆穿刺可判断盆腔积液、盆腔脓肿和异位妊娠破裂出血的情况。

二、急救措施

（一）救治原则

急性腹痛的救治原则，首要为挽救生命、减轻痛苦，然后积极对因治疗并预防并发症的发生。

1.手术治疗

急腹症重要的治疗手段。对病因明确且手术指征明确者，如急性阑尾炎、内脏穿孔或出血、肠梗阻等，应立即行手术治疗。

2.非手术治疗

适用于病因不明确且腹膜炎症状不严重者，可进行对症治疗，纠正水、电解质紊乱，抗感染，防治腹胀，预防休克的发生。对已明确病因且无需手术治疗但疼痛较为剧烈者，可适当使用镇痛剂。

3.不能确诊的急腹症患者

应遵循"四禁"原则，即禁食、禁灌肠、禁止痛、禁用泻药。对经积极治疗、密切观察后，腹痛及腹部症状体征不缓解，全身状况反而加重者，可行腹部探查，以确定病因。

（二）护理措施

1.即刻护理措施

首先处理威胁生命的情况。如腹痛伴休克者应迅速开始抢救，及时建立静脉通路，进行补液纠正休克；如呕吐者应注意预防误吸，头偏向一侧。对明确病因者，遵医嘱积极进行术前准备。对未明病因者，遵医嘱暂时进行非手术治疗。

2.饮食护理及胃肠减压

病情较轻且无禁忌者，可少量流质或半流质饮食。病情严重或病因未明者，则须严格禁食。疑似空腔脏器穿孔、破裂，腹胀明显或肠梗阻者需行胃肠减压。减压时注意保持引流管通畅，观察并记录引流液的颜色、量及性状，定期更换胃肠减压器。病情严重且较长时间不能进食者，可遵医嘱尽早进行肠外营养。

3.补液护理

遵医嘱纠正体液失衡，补充电解质和能量合剂，并实时根据病情变化调整补液速度和方案。

4.控制感染

急腹症多为腹腔内炎症和脏器穿孔引起，多有感染，是抗生素治疗的确定指征。遵医嘱给予抗生素时根据经验治疗，多采用广谱抗生素，且主张联合用药。待细菌培养，明确病原菌及药敏后，及早采用针对性用药。

5.严密观察病情变化

密切注意患者的病情变化，尤其是对未明确病因的急性腹痛患者。观察内容包括：①腹痛的部位、性质、程度、范围、腹膜刺激征及变化情况，胃肠功能状态，包括饮食情况，腹胀、呕吐、肠蠕动、肠鸣音和排便情况等；②生命体征及意识状态；③全身情况及重要脏器的功能变化；④腹腔有无异常，如腹腔是否存在积气、积液、移动性浊音和肝浊音界等的变化；⑤新症状及体征的出现。

6.对症处理

遵医嘱对明确腹痛病因者及时给予解痉镇痛药物。使用止痛药物后需严密观察腹痛的变化情况，对病因未明者禁止使用镇痛剂，对于高热患者可行物理或药物降温。

7.卧床休息

使患者尽可能保持舒适体位，针对一般状况良好或病情允许者，可采取半卧位或斜坡卧位。同时需注意体位的定时更换，防止压力性损伤等并发症的发生。

8.稳定患者情绪，做好心理护理

急性腹痛患者往往存在较大的恐惧感，应注意做好解释和安慰工作，对患者的主诉同情性倾听，并为患者和家属解释腹痛可能发生的原因，减轻焦虑，降低其不适感。

9.术前准备

对危重患者尽量在不影响诊疗的前提下，尽早做好术前准备，若治疗过程中症状发生变化，符合手术指征，则立刻送入手术室进行手术。

三、案例分析

案例十三 脾破裂

【场景一】事发现场

陈某某，男，15岁；上体育课期间被人殴打致左上腹疼痛不适，向左肩部放射，患者烦躁，头晕、心慌、恶心，面色苍白，脉率加快，脉搏微弱，指端温度下降，尿量减少。

问题1：

现场应如何急救？

处理措施：

（1）将患者安置于安全环境，判断伤情，减少搬动，给予头和躯干抬高20°～30°、下肢抬高15°～20°的休克卧位；

（2）随时观察患者神志，若患者出现呼吸、心跳骤停，立即行心肺复苏；

（3）拨打120急救电话（告知所在位置、患者情况）。

问题2：

120急救车到达现场，针对伤者情况急救医生和护士应评估哪些内容？120医务人员如何急救？

处理措施：

初步检查伤者的意识、面色、生命体征。体格检查：T 36.5 ℃，P 111次/分，R 30次/分，BP 80/50 mmHg；伤者脉搏细弱、脉速，面色苍白，四肢湿冷；腹部膨隆，全腹压痛明显，左上腹局部存在反跳痛和肌紧张，腹部移动性浊音（＋）。初步考虑伤者是脾破裂，具体急救措施如下：

（1）建立静脉通路，补液；

（2）心电监护，吸氧；

（3）给予患者休克中凹卧位，即头和躯干抬高20～30°、下肢抬高15～20°；

（4）头偏向一侧，预防呼吸道梗阻；

（5）担架转运至救护车。

【场景二】急诊科

120急救车转运至医院急诊科，与急诊科医护交接，讲述患者病情。

问题：

接诊医护人员对伤者如何处理？

处理措施：

1.急查

（1）胸部、腹部、盆腔及四肢增强CT；

（2）床旁B超；

（3）床旁心电图；

（4）血常规，生化，出凝血，血型，配血，尿常规。

2.紧急处理

（1）给予患者休克中凹卧位；

（2）给予患者心电监测，鼻导管吸氧，氧流量3 L/min；

（3）输液：混合糖电解质注射液500 mL，复方氯化钠注射液（基）（直立式软袋双阀）500 mL静滴；

（4）禁食，禁饮，胃肠减压；

（5）行诊断性腹腔穿刺术；

（6）急诊备术，行全身麻醉下脾破裂修补术。

案例十四　重症胰腺炎

【场景一】事发现场

陈某某，女，39岁；与家人聚餐，进食油腻食物后出现明显中上腹部疼痛，疼痛剧烈，呈持续性、刀割样，且放射至两侧腰背部，以左侧为主。患者主诉腹胀、恶心，且频繁呕吐，呕吐物为胃、十二指肠内容物，呕吐后腹痛不缓解，发热38.5 ℃。

问题1：

现场应如何急救？

处理措施：

（1）协助患者膝盖弯曲靠近胸部，以缓解疼痛；

（2）头偏向一侧，预防呼吸道梗阻；

（3）按摩背部，可增加舒适感；

（4）给予患者禁食，禁饮；

（5）物理降温：冰敷，温水擦浴；

（6）拨打120急救电话（告知所在位置、患者情况）。

问题2：

120急救车到达现场，针对患者情况急救医生和护士应评估哪些内容？120医务人员如何急救？

处理措施：

初步检查伤者的意识、面容肤色、生命体征。体格检查：T 38.6 ℃，P 123次/分，R 28次/分，BP 92/60 mmHg；急性痛苦面容，皮肤巩膜无黄染，腹部膨隆，全腹肌紧张，压痛、反跳痛明显，以中上腹为甚，肠鸣音减弱。初步考虑伤者是急性胰腺炎，具体急救措施如下：

（1）禁食及胃肠减压；

（2）心电监护，吸氧；

（3）建立静脉通路，补液；

（4）头偏向一侧，预防呼吸道梗阻；

（5）物理降温：冰敷，温水擦浴；

（6）担架转运至救护车。

【场景二】急诊科

120急救车转运至医院急诊科抢救室，与急诊科医护交接，讲述患者病情。

问题：

接诊医护人员对伤者如何处理？

处理措施：

1.急查

（1）床旁B超；

（2）腹部增强CT；

（3）MRI检查；

（4）床旁心电图；

（5）血、尿淀粉酶测定，生化，血常规+C反应蛋白（CRP），血气分析。

2.紧急处理

（1）心电监护，给予3 L/min氧流量鼻导管吸氧；

（2）输液：葡萄糖氯化钠注射液250 mL+葡萄糖酸钙注射1 g静滴；0.9%氯化钠注射液（基）50 mL+注射用生长抑素3 mg微量泵泵入，24小时持续泵入；

（3）禁食，禁饮，胃肠减压；

（4）行诊断性腹腔穿刺术。

第三节 窒息

窒息是指气流进入肺部受阻或吸入缺氧的气体导致患者呼吸停止或呼吸衰竭。若机体的通气受限或缺氧，则会导致肺部气体交换出现问题，引起全身器官和组织缺氧，细胞代谢紊乱、酸碱平衡失调，引发各脏器功能不全甚至衰竭，最终导致死亡。喉梗阻、喉头水肿，喉、气管异物，气管、支气管痉挛，大咯血，喉部肿瘤，颈部外伤，溺水等均可引起窒息的发生。

依据发生的原因，窒息可分为以下三类：①机械性窒息：因机械作用导致呼吸出现障碍，如缢、绞颈部，堵塞呼吸道，压迫胸腹部以及异物吸入气管或喉头水肿等均可造成窒息；②病理性窒息：如脑循环障碍所致的中枢性呼吸停止，肺炎和溺水等导致的呼吸面积丧失等；③中毒性窒息：如一氧化碳中毒，大量一氧化碳由呼吸道进入血液，与血红蛋白结合形成碳氧血红蛋白，从而阻碍了氧气与血红蛋白的结合与解离，引起组织缺氧导致窒息发生。

一、评估要点

（一）病情判断

1.窒息原因的判断

急救现场可依据患者的症状、体征、周围所处环境及经历进行初步判断；临床上可通过患者的病史、血气分析、胸部X线片、纤维支气管镜检查来判断引起窒息的原因。

2.窒息严重程度的分级

（1）Ⅰ度

平静状态时无呼吸困难，当哭闹、情绪激动或活动时可出现轻度的呼吸困难，可闻及轻度的吸气性喉喘鸣，患者胸廓周围软组织可出现凹陷。

（2）Ⅱ度

平静状态时就存在轻度呼吸困难，有吸气性喉喘鸣及胸廓周围软组织凹陷的表现，哭闹、情绪激动或活动时加重，但对进食和睡眠并无影响，且没有烦躁不安等缺氧的症状和表现，脉搏正常。

（3）Ⅲ度

呼吸困难明显，喉喘鸣声更加响亮，吸气时胸廓周围软组织显著凹陷，并伴有明显缺氧症状，如烦躁不安、不愿进食、难以入睡、脉搏加速等。

（4）Ⅳ度

呼吸极度困难，患者出现面色苍白或发绀、出冷汗、坐立不安、手足乱动、脉搏细速、心律不齐、昏迷、大小便失禁等表现。若抢救不及时，可发生呼吸、心跳骤停甚至死亡。

（二）临床表现

1.异物阻塞气道引起的窒息

气道阻塞患者以吸气性呼吸困难表现为特点，可出现"三凹征"，即胸骨上窝、锁骨上窝、肋间隙出现凹陷。依据气道阻塞情况可分为：

（1）气道不完全阻塞

患者可出现张口瞪目、喘气、咳嗽或咳嗽无力，呼吸困难，烦躁不安。皮肤、甲床、口腔黏膜及面色可存在不同程度的青紫。

（2）气道完全阻塞

患者面色灰暗青紫，无法说话和咳嗽，常用手指抓压颈部，很快意识丧失，呼吸停止。

2.淹溺导致的窒息

（1）干溺窒息

患者往往由于溺水过度紧张和恐惧，主动屏气，进而引发喉和气管痉挛。

（2）湿溺窒息

患者吸入大量水和异物，影响肺部通气功能，导致通气/血流比值失调，肺内分流增加，加重低氧血症和高碳酸血症的发生。

3.自缢造成的机械性窒息

颈部有索痕，喉、气管因受到压迫而无法正常通气，致使空气无法进入肺内。

二、急救措施

（一）急救原则

当窒息发生时，保持呼吸道通畅至关重要，同时在此基础上针对病因进行治疗。对气道不完全阻塞者应尽早查明原因，针对性采取病因治疗和对症治疗，以尽快解除气道阻塞。对气道完全阻塞者应立即采取措施解除窒息，或做好紧急情况下气管插管、气管切开或环甲膜穿刺的准备，具体急救流程见图4-3。淹溺导致的窒息的急救参阅第五章第三节。

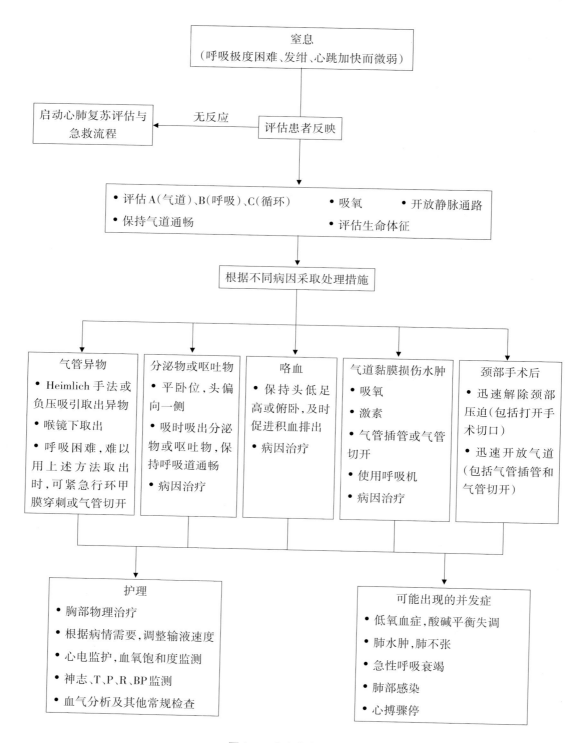

图4-3 窒息急救流程

（二）急救措施

1.即刻护理措施

（1）解除引发窒息的原因，确保患者呼吸道通畅。

（2）高流量吸氧，改善患者血氧饱和度（恢复至94%以上），必要时建立或重新建立人工气道，行人工呼吸或机械通气。

（3）建立静脉通路，遵医嘱进行药物治疗。

（4）监测生命体征：心电监护，密切关注患者血压、呼吸和血氧饱和度，遵医嘱采集动脉血行血气分析。

（5）备好急救物品：准备好气管插管、喉镜、吸引器、呼吸机等开放气道的用物。

2.针对窒息的严重程度给予恰当的救治与护理

（1）Ⅰ度：查明病因并对因治疗。炎症引起的窒息可遵医嘱给予糖皮质激素和抗生素控制炎症；异物或分泌物引起的窒息则需尽早取出异物或清除分泌物。

（2）Ⅱ度：采用解除喉阻塞的病因治疗。

（3）Ⅲ度：密切注意患者的呼吸变化情况，同时遵医嘱及病因行对症治疗。若保守治疗后未见好转、窒息持续时间较长、全身情况较差者，则应尽早行气管插管或气管切开准备。

（4）Ⅳ度：需立即行气管插管、气管切开或环甲膜穿刺术，及时做好吸氧、吸痰及其他相关配合工作。

值得注意的是气管阻塞或气道异物引起的窒息，即使是Ⅲ度或Ⅳ度，在条件允许的情况下，可把握时机，缓解呼吸困难，及时将异物取出或有效清理呼吸道，而非必须首先行气管切开。

3.气道异物的护理

气道异物常可危及生命，应及早将异物取出，确保呼吸道通畅，防止发生窒息和其他并发症。可采用海姆利克（Heimlich）法清除异物，或经内镜（包括直接喉镜、支气管镜、纤维支气管镜）取出异物。如难以取出，应做好气管切开或开胸手术的准备。紧急情况下，明显气道阻塞者可使用粗针或剪刀行环甲膜穿刺或切开开放气道。

【海姆利克法】

海姆立克法是一种处理因食物或异物卡喉导致窒息的简单快速且有效的急救方法。该方法通过向膈肌下软组织施加突然向上的压力，促使肺内残留的空气形成气流，迅速进入气管，从而清除堵塞在气管内的食物或异物。

★异物阻塞呼吸道的判断

（1）气道部分阻塞者，可用力咳嗽，但咳嗽停止后即可出现喘息声。气道完全阻塞者，不能咳嗽和说话，常有痛苦表情，且多用手掐住自己的颈部。

（2）目睹患者异物吸入。

（3）昏迷患者在气道开放后，仍无法有效通气。

以上情况中，如患者出现海姆立克征象，即特有的"窒息痛苦样表情"，手掐咽喉部呈"V"形手势，具体见图4-4。此时应立即询问患者是否卡着了，如其点头以示肯定，则可确定发生了气道异物阻塞。如无以上表情，但发现患者不能说话或呼吸，出现面色、口唇青紫，失去知觉等表现，亦可确定发生了气道异物阻塞，应立即施行海姆立克法施救。

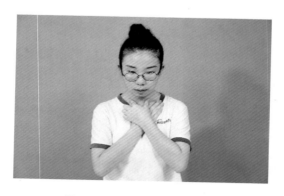

图4-4 异物阻塞呼吸道表现

★处理方法

（1）成人气道异物梗阻的处理

①腹部冲击法（Heimlich手法）

意识清楚的成人可使用此法。施救者位于患者身后，双臂环抱其腰部，其中一手握拳位于患者的剑突与脐的腹中线，用拇指侧紧压其腹部，另一手紧握该拳，用力快速向内、向上冲击腹部，重复此动作直至异物排出。具体见图4-5。

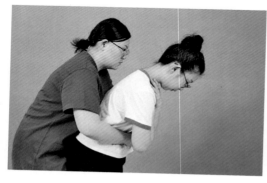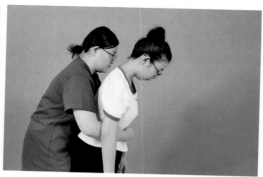

图4-5 海姆利克手法及定位

②自行腹部冲击法

患者本人自救时可以使用此方法。具体为患者一手握拳，用拇指侧紧压腹部，部位同上，另一手紧握该拳，用力快速地向上、向内冲击腹部。若不成功，患者可以将腹部紧压于椅背、桌沿、护栏或其他硬物上，然后用力冲击腹部，重复此动作直至异物排出。

③胸部冲击法

过度肥胖或妊娠末期的患者，施救者无法用双臂环抱患者的腰腹部，可使用此法代替。施救者位于患者身后，双臂将患者胸部环抱。一手握拳，拇指侧紧压在胸骨中线，避开剑突和肋骨下缘，另一只手握住拳头，快速用力向后冲击，直至将异物排出。具体见图4-6。

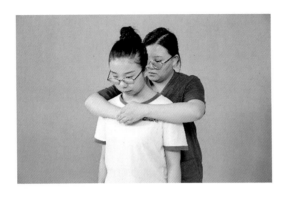

图4-6　胸部冲击法

④对意识丧失者的施救方法

立即行CPR急救，按30∶2的按压/通气比例操作。通气时注意开放气道，若患者胸廓无起伏，应重新摆放头部位置，尝试再次通气。在气道开放进行通气前，先观察喉部是否存在堵塞物，若存在易清理的异物，则可小心清除；若异物难以清除，通气时胸廓无起伏，则需考虑行进一步抢救措施（如Kelly钳、Magilla镊、环甲膜穿刺/切开术）开放气道。

（2）小儿气道异物梗阻的处理

①有意识的1岁以上儿童的处理方法同成人腹部冲击法。

②有意识的婴儿推荐采取拍背/冲胸法，施救者采取坐位，患儿俯卧于施救者一侧前臂上，同时用手托住患儿的下颌以固定头部，保持头低位；另一只手的手掌根部在患儿背部肩胛区用力叩击5次，拍背后保护患儿颈部。具体见图4-7。然后小心将患儿翻转后仰卧于另一只手的前臂上，仍保持头低位，进行5次胸部冲击，位置与胸外按压位置相同，每次1秒钟。若能看到患儿口中的异物，则可小心取出；若看不到异物，则需重复以上动作，直至异物取出。具体见图4-8。

意识丧失的小儿则需立即行CPR急救。

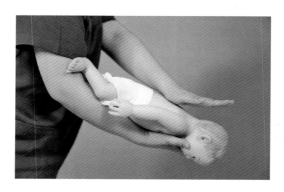

图4-7 拍背法

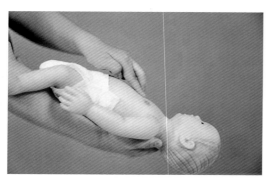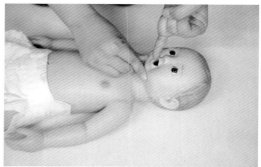

图4-8 冲胸法

4.喉阻塞的护理

护理的重点是保持呼吸道通畅。存在舌后坠及喉阻塞的患者,可使用口咽通气管开放气道。若是下呼吸道梗阻或气管狭窄导致的窒息,则应立即做好气管插管或气管切开的准备,必要时还需准备配合行机械辅助通气。

5.淹溺的护理

参阅本书第五章第三节"淹溺"。

6.大咯血窒息时的紧急处理

肺部疾病引起大咯血,出现窒息前兆症状时,患者需立即取头低足高45°的俯卧位,将头偏向一侧,轻拍其背部进行引流;及时清除患者口腔内的血块,确保呼吸道通畅;解除气道阻塞后可遵医嘱进行吸氧以改善缺氧症状。

7.严密观察病情变化

密切关注患者的咳嗽、呼吸和全身情况,若患者口唇发绀、呼吸急促、烦躁不安等症状仍未改善或进行性加重应继续抢救。

8.做好术前准备工作,必要时行经纤维支气管镜或喉镜取出异物。

9.心理护理

告知患者应安静休息,同时避免剧烈活动,并对精神紧张者开展解释和安慰工作。

三、案例分析

案例十五　成人窒息

【场景一】事发现场

李某某，男，68岁；咳嗽时假牙不慎误吸，患者不停咳嗽，并觉呼吸困难，数分钟后面色青紫，手指置于颈部不自主抓握，拼命挣扎，不能言语。

问题1：

应该如何现场急救？

处理措施：

（1）禁食，禁饮；

（2）立即拨打120急救电话；

（3）采用海姆利克法。施救者位于患者身后，双臂环抱其腰部，其中一手握拳位于患者的剑突与脐的腹中线，用拇指侧紧压其腹部，另一手紧握该拳，用力快速向内、向上冲击腹部，重复此动作直至假牙排出。

问题2：

120急救车到达现场，患者假牙仍未排出，针对患者情况急救医生和护士应评估哪些内容？120医务人员如何急救？

处理措施：

初步检查伤者的意识、面色、生命体征。体格检查：T 36.6 ℃，P 118次/分，R 35次/分，BP 140/88 mmHg，SpO_2 78%；患者呼吸明显困难，喘鸣声响亮，吸气性胸廓周围软组织凹陷显著，烦躁不安，皮肤、甲床、口腔黏膜、面色等青紫。结合症状、体征考虑该患者出现Ⅲ度气道阻塞。

（1）心电监护，吸氧；

（2）密切关注患者病情变化，尤其是呼吸、咳嗽及全身情况；

（3）若患者呼吸、心跳骤停，立即行心肺复苏；

（4）备好吸引器、气囊、气管切开包，气管插管、喉镜等开放气道用物的急救物品；

（5）立即送至医院。

【场景二】急诊科

120急救车转运至医院送至急诊科抢救室，与急诊科医护交接，讲述患者病情。

问题：

接诊医护人员对伤者如何处理？

处理措施：

1.急查

（1）心电图；

（2）胸部X线；

（3）血常规，出凝血，动脉血气分析，尿常规。

2.紧急处理

（1）给予患者心电监测；

（2）高流量吸氧，改善血氧饱和度，确保其恢复至94%以上；

（3）备好吸引器、呼吸机、气管插管、喉镜等开放气道用物的急救物品；

（4）急诊备术：气管镜下异物取出术。

案例十六 婴幼儿窒息

【场景一】 事发现场

李某某，女，6个月龄；母乳喂养时突发呛咳，出现呼吸困难、面色发青以及剧烈喘息，鼻腔内有母乳溢出。

问题1：

此时患儿发生了什么？应该如何现场急救？

处理措施：

此时患儿出现异物阻塞呼吸道，出现气道部分梗阻。

（1）禁食，禁饮水；

（2）拨打120急救电话。

（3）使用海姆利克法解除呼吸道梗阻：施救者采取坐位，患儿俯卧于施救者一侧前臂上，同时用手托住患儿的下颌以固定头部，保持头低位；另一只手的手掌根部在患儿背部肩胛区用力叩击5次，拍背后保护患儿颈部。然后小心将患儿翻转后仰卧于另一只手的前臂上，仍保持头低位，进行5次胸部冲击，位置与胸外按压位置相同，每次1秒钟。如能看到患儿口中有奶水吐出，可小心将其擦拭；若不能看到异物，重复上述动作，直至母乳排出。

问题2：

120急救车到达现场，针对患儿情况急救医生和护士应评估哪些内容？120医务人员如何急救？

处理措施：

患儿呼吸浅表，对外界刺激有反应，肌张力良好。体格检查：T 36.6 ℃，P 120次/分，R 35次/分，BP 75/35 mmHg，SpO_2 92%。

（1）心电监护，吸氧；

（2）密切关注患儿病情变化，尤其是呼吸、咳嗽及全身情况；

（3）若患儿呼吸急促、口唇发绀、烦躁不安等症状仍未改善或进行性加重，则需继续抢救；

（4）备好吸引器、气囊、气管插管、喉镜等开放气道用物的急救物品；

（5）送至医院进一步观察检查。

【场景二】急诊科

120急救车转运至医院送至急诊科抢救室，与急诊科医护交接，讲述患儿病情。

问题：

接诊医护人员对伤者如何处理？

处理措施：

1.急查

（1）心电图；

（2）胸部X线；

（3）血常规，动脉血气分析，尿常规。

2.紧急处理

（1）给予患儿心电监护；高流量吸氧，改善血氧饱和度，确保其恢复至94%以上；

（3）备好吸引器、呼吸机、气管插管、喉镜等开放气道用物的急救物品。

第四节　低血糖症

低血糖症指患者血液中葡萄糖浓度明显降低，低于2.8 mmol/L，是中枢神经系统因葡萄糖缺乏所致的临床综合征。低血糖症首先出现自主神经兴奋的症状，即神经低血糖表现，严重者可出现昏迷，称之为低血糖昏迷，可造成永久性的脑损伤甚至死亡。

一、评估要点

（一）病情判断

1.原因

（1）空腹低血糖

口服磺脲类药物、注射胰岛素、高胰岛素血症、胰岛素瘤、重症疾病（肝衰竭、心力衰竭、肾衰竭等）、升糖激素缺乏（皮质醇、生长激素、胰高糖素等）等导致的空腹时血糖降低。

（2）餐后低血糖

2型糖尿病患者初期餐后胰岛素分泌高峰延迟、碳水化合物代谢酶的先天性缺乏、倾倒综合征、肠外营养治疗等导致的进餐后血糖降低。

2.严重程度

（1）轻度低血糖：血糖浓度低于2.8 mmol/L。

（2）中度低血糖：血糖浓度低于2.2 mmol/L。

（3）重度低血糖：血糖浓度低于1.11 mmol/L。

（二）临床表现

1.交感神经兴奋症状

表现为心率加快、心悸、饥饿感、烦躁、震颤、面色苍白、无力、出冷汗等。

2.中枢神经兴奋症状

表现为意识模糊、头晕、头痛、焦虑、烦躁不安导致的精神错乱和癫痫发作，甚至休克、昏迷和死亡，症状的严重性与低血糖的程度、持续时间及下降速度有关。

（三）辅助检查

1.血糖

血糖浓度低于2.8 mmol/L。

2.血浆胰岛素

当血糖低于2.8 mmol/L时，血浆中的胰岛素浓度应低于10 mU/L；血糖低于2.2 mmol/L时，胰岛素浓度应小于5 mU/L。血浆胰岛素（mU/L）和血糖（mg/dL）的比值大于0.3时，高度怀疑高胰岛素血症；若比值超过0.4，则提示可能存在胰岛β细胞瘤。

3.自身免疫抗体的检测

检测血液中的胰岛素抗体、ENA多肽谱抗体等自身免疫抗体，以便帮助某些自身免疫综合征所致低血糖症的确诊。

4.相关激素的测定

垂体、甲状腺或肾上腺功能低下者可测定血清总三碘甲腺原氨酸、甲状腺素血清总甲状腺素、促甲状腺激素、生长激素、促肾上腺皮质激素、皮质醇以及儿茶酚胺等激素，以判断是否存在升血糖激素不足所致的低血糖症。胰腺外肿瘤性低血糖症患者，血清胰岛素样生长因子-Ⅱ水平可出现升高。

（四）鉴别诊断

当患者出现昏迷时，应注意鉴别，主要依靠发作时血糖检查及注射葡萄糖后的反应以区分糖尿病酮症酸中毒、非酮症高渗性昏迷、癫痫、癔症、脑血管病和药物中毒等所致的昏迷。

二、急救措施

（一）急救原则

及时识别低血糖、迅速升高血糖是急救的关键，同时也需消除病因，预防低血糖的再发生，具体的急救流程见图4-9。

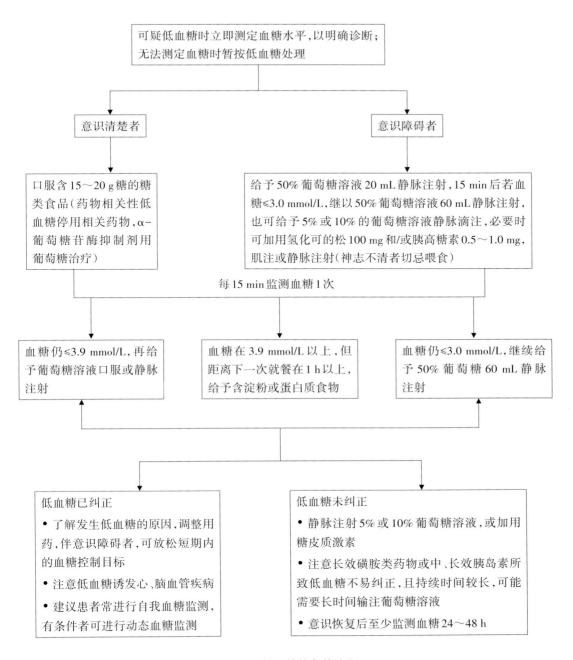

图4-9 低血糖的急救流程

1.及时识别

怀疑低血糖时立即测定血糖,遵医嘱进行其他相关检查。对昏迷、心率加快者应立即进行相应复苏处理。

2.升高血糖

轻症且神志清醒者,立即摄入糖果、糖水、饼干等食物;昏迷或抽搐患者,应立即静脉注射50%葡萄糖溶液50~100 mL,并继以10%葡萄糖溶液500~1000 mL静脉滴入，视血糖情况调整滴速和量，待患者清醒后尽早进食果汁和食物。必要时可皮下注射1%肾上腺素0.5 mL，以促进肝糖原分解，减少肌肉对葡萄糖的摄取，然后静脉或肌肉注射胰高血糖素1～5 mg。对垂体或肾上腺皮质功能低下者，需静脉滴注氢化可的松100～200 mg。

3.病因治疗

及早探查病因，积极治疗基础原发病。

（二）急救措施

1.现场急救措施

立即检测患者血糖水平。意识模糊者，还应注意气道开放，保持呼吸道通畅。必要时，氧气吸入。

2.入院后的措施

（1）密切关注生命体征和神志变化

检测患者二便情况，记录出入量。昏迷患者按昏迷常规护理。抽搐者在补糖的基础上酌情使用适量镇静剂，并注意保护患者，防止外伤。

（2）观察治疗前后的病情变化

评估患者治疗效果，意识恢复后应持续观察12～48小时，注意是否再度出现出汗、倦睡、意识蒙眬等低血糖状态，以便及早处理。

（3）加强基础护理

保持皮肤清洁，饮食方面需少食多餐，摄入低糖、高蛋白、高纤维素和高脂肪饮食，以减少对胰岛素分泌的刺激。指导患者日常遵医嘱用药。

（4）其他

消除其紧张情绪，进行心理护理，解释疾病发生的原因和过程，适当给予安慰。

（三）注意事项

1.一般护理

持续的血糖或尿糖监测十分重要，同时详细了解患者每餐进食情况，避免血糖波动和低血糖的反复发作。在配伍胰岛素混合液时，需严格遵守操作规程，抽吸药物剂量准确，长、短效胰岛素剂量比例应恰当。注射时要特别注意避免药液注射到皮下小静脉中。此外，还需注意观察患者的早期低血糖反应征兆，以便及时处理。优降糖引起的低血糖持续时间较长，护理过程中要密切观察患者生命体征。

2.健康教育

糖尿病患者应在注射胰岛素后15～30分钟内及时进餐，必要时两餐之间、运动量过大和晚上临睡前可适当加餐，加餐的食物一般可选择饼干、牛奶或鸡蛋等。患者外出时应随身携带少量甜食和说明个人资料及病情的小卡片，以备不测。

3.预防

应用胰岛素和磺脲类降糖药物治疗的糖尿病患者应随身携带含糖食物以备自救，如

1杯果汁或软饮料、3平茶匙糖、3～5块糖果。如果初次补充后未起效，可在5～10分钟后重复，接着进食面包、馒头等含糖类食物以防再次发生低血糖。一般较轻的低血糖在15分钟内可缓解，若未能缓解可再重复上述步骤；若仍未缓解，则应及时去医院就诊。

三、案例分析

案例十七 低血糖症

【场景】 事发现场

王某某，男，53岁；既往有糖尿病病史，平素血糖控制良好。一日在家做饭，突发全身颤抖、软弱无力、心悸、出汗、饥饿感明显，大汗淋漓，面色苍白，四肢湿冷，数分钟后晕倒在地，患者既往无高血压、无心脏病病史。

问题1：

应该如何现场急救？

处理措施：

（1）使患者处于平卧状态，头偏向一侧，不可随意搬动；

（2）监测指尖血糖；

（3）拨打120急救电话（告知现场位置、患者简要情况）。

问题2：

120急救车到达现场，针对伤者情况急救医生和护士应评估哪些内容？120医务人员如何急救？

处理措施：

体格检查：患者嗜睡，双侧瞳孔等大等圆，直径约3mm，测得指尖血糖2.5mmol/L。

考虑患者出现了低血糖，具体处理措施如下：

（1）保持呼吸道通畅；

（2）给予50%葡萄糖液20 mL静脉注射；

（3）15分钟监测血糖一次，若血糖仍小于3.0mmol/L，继续给予50%葡萄糖液60 mL静脉注射，也可给予5%或10%的葡萄糖液静脉滴注；

（4）心电监护，吸氧；

（5）患者逐渐清醒，拒绝送往医院检查，此时120医务人员给予患者家属健康教育，患者清醒后，距离下次就餐时间在一个小时以上，应给予含淀粉或蛋白质食物，以防再次昏迷。

（杨濮瑞）

第五章
环境及理化因素损伤现场急救

很多危害人体健康的因素，如物理、化学和生物等的损伤性因素存在于自然环境、生活环境和职业环境中，它们对人体造成的损伤统称为环境及理化因素损伤。环境及理化因素损伤是院前急救的常见病和多发病，具有疾病种类多、病情危急、发展速度快的特点，对既往健康的人造成损伤会危及生命。施救者应快速对病情做出反应：正确判断和有效治疗。本章主要介绍下列五种常见的环境及理化因素损伤，中暑、烧伤、淹溺、电击伤和中毒。

第一节　中暑

中暑是指在高温环境下，人体的体温调节中枢功能障碍、散热功能障碍、汗腺功能衰竭，以及水和电解质大量丢失，引起的以中枢神经系统和循环系统功能障碍为主要表现的热损伤性疾病。因为中枢神经系统和循环功能障碍可以引起永久性脑损伤、肾功能衰竭，甚至死亡，所以中暑是威胁人体生命的一种急症。依据临床表现的轻重程度不同分为先兆性中暑、轻症中暑和重症中暑。其中，重症中暑依据其发病机制和临床表现的不同，分为热痉挛、热衰竭和热射病。但是，在临床中往往出现多种类型同时存在的情况，很难具体区分。中暑发生在高热高湿的环境中，经确诊后应立即将患者移至通风阴凉的地方，及时采取降温措施，方能使其很快恢复，故中暑现场急救非常重要。

一、评估要点

（一）发生原因

环境中的高温、高湿和无风因素都可以导致中暑的发生，其中人体缺乏对高温环境的适应能力是发生中暑的主要原因。中暑的气象阈值为日平均气温大于30℃或相对湿度大于73%，当日最高气温达到或超过37℃时，中暑的人数就会快速增多；当环境中的气温和湿度条件并存时，发生中暑的概率就会显著上升。年老体弱的人群，身体状态处于营养不良、疲劳、肥胖、饮酒、饥饿、脱水、失盐、水土不服的人群，以及患有糖尿病、帕金森病、心血管疾病的人群是发生中暑的高危人群。中暑发生的原因包括以下几种。

1.机体产热量增加

在高温（大气温度大于32℃）或强热辐射环境中，机体通过外界环境获取过多热量。在高温环境下长时间工作或进行重体力劳动时，机体产热增加，体内热量蓄积，如果防暑降温的措施不足，对高热环境的适应能力较低者，就会发生中暑。此外，发热、甲状腺功能亢进症和服用苯丙胺药物的患者因为体内产热增加，也容易发生中暑。

2.机体散热减少

环境中湿度较高和通风不良时，重体力劳动者、肥胖者、身穿透气性较差衣服者会出现机体散热减少，热量蓄积。此外，皮肤汗腺散热障碍时，机体无法及时散热，热量蓄积，如系统性硬化病、先天性汗腺缺乏症和广泛皮肤烧伤后疤痕形成等汗腺功能障碍者容易发生中暑。

3.机体热适应能力下降

当热量增加时，机体通过神经内分泌的各种反射调节来适应环境的变化，以确保机体正常的生命活动，这种自我调节称为应激反应。当机体的这种自我调节能力下降时，对环境中的热适应能力下降，就容易出现代谢紊乱而发生中暑。

（二）临床表现

1.先兆中暑

人体在高温环境下持续工作一段时间后，出现出汗、口渴、头晕、头痛、注意力不集中、眼花、耳鸣、胸闷、心悸、恶心、四肢无力、体温略升高（小于38℃）等症状。

2.轻度中暑

中暑者在先兆中暑的基础上症状加重，出现面色潮红、大量出汗、皮肤灼热等症状，此时的体温在38℃以上；或出现虚脱症状，如面色苍白、四肢皮肤湿冷、血压下降、脉搏增快等。

3重度中暑

分为热痉挛、热衰竭和热射病三种。

（1）热痉挛

热痉挛是热射病的早期表现，出现短暂的、间歇发作的肌肉痉挛，是由于人体大量出汗和饮用低张液体，使得体内的钠盐严重不足引起，多发生于高温环境工作中或剧烈运动后。人体大量出汗后出现头痛、头晕，肢体、腹壁肌肉群痛性痉挛，肢体活动受限，一般持续数分钟症状缓解，无明显体温升高，神志清楚。肌肉痉挛部位为四肢肌肉、咀嚼肌和腹直肌，其中最常见的部位是小腿后方的腓肠肌，呈对称性和阵发性痉挛，也见于肠道平滑肌。

（2）热衰竭

热衰竭是出现严重热应激时，人体内的体液和钠离子大量丢失且补充不足时，出现循环血容量不足所致。患者表现为多汗、疲乏、无力、恶心、呕吐、眩晕、头痛、肌痉挛、心率增快、直立性低血压或晕厥，中心体温（直肠温度）小于40℃，神志清楚。老年人、儿童和慢性病患者多见。热衰竭是热痉挛和热射病的中介过程，如果治疗不及时可进一步发展为热射病。

（3）热射病

热射病是最严重的重度中暑，属于致命性急症。高热（直肠温度大于等于40℃）伴有意识障碍是其典型的临床表现，脑、肝、肾和心脏是其早期依次受损的器官。临床分为以下两种类型。

1）劳力型热射病：在高温环境下，机体内源性产热增多引起。健康的青壮年多见。在高温、高湿和无风的环境中从事重体力活动或剧烈运动数小时后可能发病，50%的中暑者出现大量出汗，心率160～180次/分钟，脉压增大等症状。可能出现横纹肌溶解、急性肝、肾功能衰竭，弥散性血管内凝血，多器官功能衰竭等并发症，死亡率高。

2）非劳力型热射病：在高温环境下，人体的体温调节功能障碍导致机体散热减少。多见于高温环境下，居住在环境拥挤和通风不良城市的年老体弱居民。精神分裂症、帕金森病、慢性酒精中毒及瘫痪患者也可能发生。表现为皮肤干热、发红，84%～100%的中暑者无汗，直肠温度大于41℃，最高达到46.5℃。发病初期，患者可能出现各种行为异常或癫痫发作，随后出现谵妄、昏迷、瞳孔缩小等症状，严重者可能出现低血压、休克、心律失常、心力衰竭、肺水肿和脑水肿等并发症。5%的中暑者可能出现急性肾功能衰竭，轻中度弥散性血管内凝血，在发病后24小时左右死亡。

（三）辅助检查

1.血细胞检查

因早期脱水引起血液浓缩，血红蛋白升高、血细胞比容增加。白细胞、中性粒细胞增高，中暑越严重其越高。血尿素氮、血肌酐升高，提示肾功能衰竭。

2.血清电解质检查

血钾增高、血钠降低、血氯降低。

3.凝血功能检查

血小板计数减少、凝血酶原时间缩短、活化部分凝血活酶时间延长，提示弥散性血管内凝血。

4.尿常规检查

尿液检查出现尿蛋白、血尿、管型尿，提示横纹肌溶解和急性肾衰竭。

（四）院前诊断要点

施救者应重点询问患者有无在高温环境中长时间工作、未补充水分等引起机体产热增加、散热减少或热适应不良的因素。依据起病时机体的高强度活动状态和在高温、高湿和无风环境中出现肌肉痉挛、循环障碍、高热及意识障碍等症状，并排除其他疾病即可诊断为中暑。

二、急救措施

热射病病死率为20%～70%，年龄超过50岁者为80%。决定患者预后的是，起病30分钟内的降温速度，而不是起病初期的初始体温。起病后30分钟内将直肠温度降至40℃以下，一般不会死亡。因此，尽快使中暑者脱离高温环境、迅速进行降温和保护重要脏器功能是中暑的急救原则。

（一）脱离高温环境

将中暑者快速转移至通风良好的阴凉环境，室内温度一般为20℃～25℃，采取平卧位休息，协助中暑者松解或脱去外衣，以促进机体散热。

（二）降温

中暑的治疗基础是快速降温，降温速度决定中暑者的预后，劳力型热射病患者降低体温的时间段由"黄金1小时"改为"黄金半小时"。

1.现场降温

现场降温对于先兆中暑和轻症中暑者均可适用。降温措施包括：

（1）迅速将中暑者转移至通风良好的低温环境，平卧并脱去衣服，给予皮肤按摩，促进机体散热。

（2）使用冷水（15℃左右）喷洒或湿毛巾反复擦拭中暑者全身皮肤至体温小于38℃。

（3）条件允许的情况下，使用扇子、电扇风或空调等物理方法，起到蒸发、对流散热效果。

（4）中暑者口服含盐清凉饮料或淡盐水。

（5）出现循环功能障碍者，静脉补充5%葡萄糖盐水。

（6）持续监测中暑者的体温。

2.转运途中降温

考虑为重症中暑者，应立即转送附近医院进行进一步治疗。

（1）后送指征：①体温大于40℃；②处于阴凉环境、洒水、扇风等降温措施持续15分钟后，体温仍大于40℃未改善；③意识障碍未改变；④缺乏现场救治条件。

（2）后送途中降温措施：①打开救护车内的空调或窗户；②用凉水擦拭全身；③静脉输液；④清醒配合者给予4～10℃生理盐水；⑤监测体温，每0.5～1小时测量1次。

3.病室内降温

（1）病室内温度调节为20℃～24℃。

（2）因快速静脉输液，快速降温出现寒战者，可以通过静脉途径输入生理盐水500 mL加氯丙嗪25～50 mg。

（3）使用降温毯。

（4）在患者大血管分布较多、散热较快的部位放置冰块，如双侧颈部、腹股沟和腋下等部位。

（5）胃灌洗和（或）直肠灌肠，采用4 ℃生理盐水200～500 mL。

（6）将患者自体血液经体外冷却后回输体内降温或采用血液净化降温。

（7）给予血管内降温仪降温。

（8）进行冷水浸浴。冷水或冰水浸浴是未发生虚脱者迅速降温的金标准，即将中暑者的身体（头部除外）浸入1.7～14 ℃（35～57 ℉）的冷水中，持续搅动水，以降低皮肤表面的温度，在中暑者头顶部放置用湿毛巾包裹的冰块。这种方法可以在20分钟内使人体的体温从43.3 ℃降至40.0 ℃以下。对于虚脱者则采用蒸发散热降温，即用冷水（15 ℃左右）反复擦拭皮肤或用电风扇或空调散热。

（三）观察降温效果

1.降温期间持续监测体温，每15～30分钟测量1次，依据肛温测量值的变化调整降温措施。肛温降至38 ℃可以考虑停止降温。

2.观察末梢循环，以保证降温效果。中暑者出现高热，但四肢末梢皮肤厥冷、皮肤颜色发绀，说明病情加重；经降温治疗后体温下降、四肢皮温转暖、皮肤发绀减轻或消失，说明治疗有效。

（四）预防措施

1.高温天气应避免室外活动；需要户外活动时，应戴遮阳帽，穿透气性较好、具有防晒功能的衣服，裸露的皮肤涂抹防晒霜。高温天气时，应在早晨或傍晚进行户外活动，不要安排在11:00～15:00的时间段，此时间段室外温度最高，紫外线最强烈，最容易发生中暑。

2.在高温环境中工作或活动时，选择渗透压小于200 mOsm/L的富含钾、镁和钙盐的防暑饮料，及时补充盐分和矿物质。体力活动或剧烈运动时，应及时补充水分，每小时饮用凉水2～4杯（500～1000 mL）。不要喝含酒精或大量含糖的饮料以及冰冻饮料。

3.高温天气，少食富含油脂的食物，应进食清淡、易消化的食物，多吃水果蔬菜。

4.年老体弱、慢性病患者及产褥期产妇的居住环境，应确保室内经常开窗通风，空气流通。有条件者可安装电风扇、空调，以降低室内温度。

三、案例分析

案例十八　中暑

【场景一】事发现场

张某某，女，48岁；夏日在田间劳作时出现头晕头痛、胸闷、多汗、四肢不协调，并且伴有心慌气短、全身乏力等表现，休息片刻后症状缓解，继续劳作一段时间后突然晕厥、意识丧失。

问题1：

现场应如何处理？

处理措施：

（1）将中暑者迅速转移至通风良好的阴凉环境中，平卧休息，帮助其松解或脱去外衣；

（2）评估中暑者的意识状态、呼吸、体温；

（3）拨打120急救电话（告知现场位置、中暑者简要情况）；

（4）迅速降温：①使用凉水喷洒或湿毛巾擦拭中暑者全身皮肤；②采用电风扇扇风，加快散热。

问题2：

120急救车到达现场，针对中暑者的情况急救医生和护士应做哪些评估？

评估内容：

初步检查患者的意识、面色、生命体征等。

问题3：

体格检查：中暑者双侧瞳孔等大等圆，直径1.7mm，对光反射迟钝，皮肤干燥，双肺呼吸音正常，双下肢呈阵发性抽搐，大小便失禁。患者最可能出现了什么情况，应如何处理？

处理措施：

初步考虑患者出现中暑，具体处理措施如下：

（1）迅速降温：①冰敷，将冰块放在中暑者的颈部、腋窝或腹股沟部位；②凉水或湿毛巾擦拭全身；③打开救护车内空调或开窗；④风扇扇风，加快蒸发，对流散热；

（2）建立静脉输液通路，进行补液治疗；

（3）立即使用担架将患者抬上救护车；

（4）鼻导管吸氧，维持呼吸道通畅；

（5）紧急送往医院，持续监测体温。

【场景二】急诊科

120急救车将患者转运至医院急诊科抢救室，与急诊科医生交接，讲述患者中暑过程及病情判断，患者昏迷。体格检查：P 132次/分、律齐，R 28次/分，BP 78/38 mmHg；双侧瞳孔等大等圆，直径1.7mm，对光反射迟钝；皮肤干燥；双肺呼吸音正常；双下肢阵发性抽搐；大小便失禁。确诊为劳力型热射病。

问题：

接诊医护人员对患者如何处理？

处理措施：

（1）保持呼吸道通畅，给予患者吸氧；

（2）药物降温：氯丙嗪、地塞米松、人工冬眠；

（3）建立静脉通路，给予静脉补充液体，维持循环稳定；

（4）进行灌肠，4 ℃的生理盐水200～500 mL；

（5）急查血标本（血常规、生化、出凝血时间，动脉血气）、尿标本；

（6）处理惊厥；

（7）监测尿量、尿色等，观察肾脏功能；监测凝血酶原时间、血小板计数和纤维蛋白原等，提示是否出现弥散性血管内凝血；监测钾离子、钠离子和氯离子，了解是否出现水电解质失衡。

第二节　烧伤

由火焰、热液、热蒸汽、热金属等热源导致的人体组织器官损伤称为烧伤。幼童、老年人及体力劳动者多见，男性高于女性，男女比例为3∶1。临床中以热力烧伤为主，占85%～90%。在非战争时期烧伤发生率在5%～10%左右，头面部和四肢是烧伤发生的主要部位。烧伤发生最常见的地点是室内单发烧伤，其次是社会公共场所意外事故的群体烧伤。烧伤不仅损伤皮肤，还可能损伤肌肉骨骼，严重者可出现休克、感染等全身反应，致残、致死。烧伤的现场急救是否正确及时，护送方法和时机是否得当，是影响伤员安全和预后的直接因素。烧伤后迅速脱离热源，立即开展紧急救治，是现场抢救的首要任务。

一、评估要点

（一）发生原因

在生活、生产环境中，烧伤多发生于下列几种情况。

1.热烧伤

热烧伤是人体接触单纯的高温所致，多见于火焰、热液、热蒸气、热金属等引起的烧伤，占烧伤的85%～90%。

2.化学烧伤

化学烧伤是人体接触强酸、强碱、苯酚、甲苯、芥子气、磷等各种刺激性和有毒性的化学物质所致。对人体的损害程度与化学物质的性质、剂量、浓度，物理状态、接触时间和接触面积，以及当时急救措施等有关。

3.放射性烧伤

放射性烧伤是人体接触核泄漏、核爆炸等大剂量的放射性物质所致。轻者皮肤烧伤，重者内脏损伤，甚至死亡。

4.电烧伤

电烧伤是人体接触电，电流进入人体，因接触带电体的皮肤电阻很高，大量的电能在皮肤表面转换为热量导致皮肤表面烧伤。电烧伤可能损伤皮下组织，烧伤的范围和深度各不相同。

（二）临床表现

1.烧伤深度评估

目前，国内以3度4分法为主要评估方法，即Ⅰ度、浅Ⅱ度、深Ⅱ度、Ⅲ度。其中Ⅰ度和浅Ⅱ度烧伤为浅度烧伤，深Ⅱ度和Ⅲ度烧伤为深度烧伤。烧伤深度评估见图5-1。

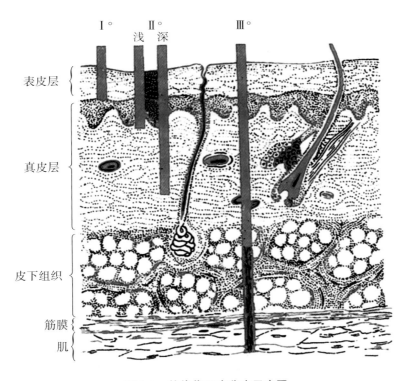

图5-1　热烧伤深度分度示意图

Ⅰ度烧伤：仅损伤表皮浅层。局部皮肤红斑、干燥、烧灼感、疼痛，一般3～7天脱屑愈合。

浅Ⅱ度烧伤：损伤表皮全层和真皮浅层。局部皮肤明显红肿，出现大小不等的水疱，水疱内有淡黄色澄清液体、疱壁薄、创面基底潮红，疼痛剧烈。未出现感染时，一般1～2周愈合，有色素沉着，无瘢痕。

深Ⅱ度烧伤：损伤达真皮深层。局部有明显水疱，去除水疱表皮后创面微湿、基底发白或红白相间，感觉迟钝，有拔毛痛。未出现感染时，一般3～4周愈合，可能出现色素沉着和瘢痕。

Ⅲ度烧伤：损伤波及皮肤全层，可深达皮下、肌肉和骨骼。创面无水疱、无痛感、无弹性、皮肤干燥如皮革样，呈蜡白或焦黄色甚至碳化形成焦痂，痂下可见树枝状栓塞的血管。3～4周后焦痂脱落，愈合后形成瘢痕和畸形。

2.估算烧伤面积

烧伤面积是指皮肤烧伤部位占全身体表面积的百分比。目前，国内以中国新九分法和手掌法为主要估算方法。

（1）中国新九分法：适用于估测较大面积的烧伤。估测方法是将全身体表面积划分为11个9%的等份，另加1%，其中头颈部为9%（1个9%）、双上肢为18%（2个9%）、躯干（包括会阴）为27%（3个9%）、双下肢（包括臀部）为46%（5个9%+1%）。具体见表5-1、图5-2。

表5-1　中国新九分法

部位		占成人体表面积(%)		占儿童体表面积(%)
头颈	头　部	3	9×1	9+(12-年龄)
	面　部	3		
	颈　部	3		
双上肢	双　手	5	9×2	9×2
	双前臂	6		
	双上臂	7		
躯干	躯干前	13	9×3	9×3
	躯干后	13		
	会　阴	1		
双下肢	双　臀	5*	9×5+1	9×5-(12-年龄)+1
	双大腿	21		
	双小腿	13		
	双　足	7*		

注:*为成年女性的双臀和双足各占6%。

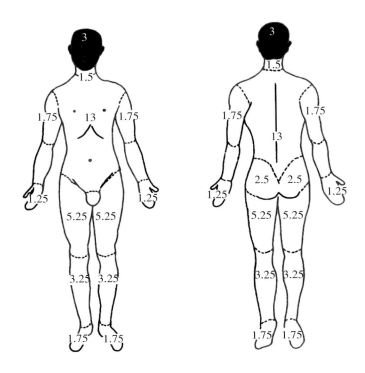

图5-2　成人体表各部位体表面积的估计（%）

（2）手掌法：适用于估测较小面积的烧伤，估测方法为伤者一手掌（五指并拢）的面积占体表总面积的1%。具体见图5-3。

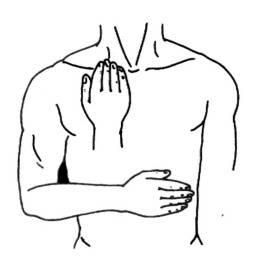

图5-3　手掌法

（3）儿童烧伤面积的估算法：儿童头部比较大，下肢相对短小，采用下列方法估算：头颈部面积=[9+（12-年龄）]%，双下肢面积=[46-（12-年龄）]%，双上肢和躯干体表面积的估算方法和成人相同。

3.烧伤严重程度的判断

烧伤严重程度与烧伤深度和面积有关，国内常用的分度法有4类（烧伤总面积的估算不包括 I 度烧伤）：

轻度烧伤：烧伤总面积为10%以下的 II 度烧伤。

中度烧伤：烧伤总面积为11%～30%的 II 度烧伤，或总面积小于10%的 III 度烧伤。

重度烧伤：烧伤总面积为31%～50%或 III 度烧伤面积为11%～20%，或 II 度、III 度烧伤面积没有达到上述百分数，但是出现了休克、呼吸道烧伤或合并较重的复合伤。

特重度烧伤：烧伤总面积为50%以上，或 III 度烧伤面积为20%以上，或存在较严重的呼吸道损伤、复合伤。

4.全身反应

小面积、浅度烧伤未出现全身症状，大面积、中度烧伤可能出现全身反应，临床分为3期。

（1）休克期（首先评估危及烧伤者生命的伤情，其次评估烧伤创面。）

①呼吸功能：伤者是否出现呼吸道吸入性烧伤和呼吸功能不全的征象，如声音嘶哑、干咳、煤黑色痰、血痰、呼吸困难、发绀等症状。喉头水肿和颈部、胸部烧伤都可以引起窒息，需要监测生命体征和呼吸功能，每30分钟1次。如果火灾现场是相对密闭的环境，除热力外，烟雾中含有大量的有毒化学物质，出现窒息死亡者的人数多于体表烧伤者。判断是否出现吸入性损伤的依据有：火灾现场环境相对密闭；面部、颈部和前胸出现烧伤，尤其是口鼻部出现深度烧伤，鼻毛烧焦，口腔黏膜红肿或者存在水疱；出现刺激性咳嗽、声音嘶哑、吞咽困难或疼痛；检查发现呼吸困难和（或）有哮鸣音；支气管检查发现呼吸道黏膜损伤。

②循环功能：判断伤者的意识，监测心率、血压、中心静脉压、尿量、尿比重、烧伤肢体末梢的动脉搏动情况，观察并记录24小时出入量。

③初步判断伤者烧伤的深度、面积和烧伤的严重程度。

④疼痛：评估伤者疼痛的部位、程度、性质、持续时间等特点。

⑤温度：评估伤者是否存在因皮肤丧失导致的体温过低。

（2）感染期

①意识、生命体征：评估伤者有无出现意识模糊、寒战、高热或体温不升、脉搏或呼吸过速、血压下降等征象。

②创面：观察创面有无感染征象，如伤口有无脓性分泌物、异味，皮肤的颜色有无异常，与正常皮肤交界处是否发红、肿胀，局部有无压痛等。

③活动度：伤者是否存在关节屈曲挛缩、活动能力下降，肌肉块丧失及僵硬等情况。

④疼痛：评估伤者疼痛是否持续存在，疼痛的性质、部位、程度等。

⑤胃肠道功能：可能发生应激性溃疡、腹胀、麻痹性肠梗阻、出血性胃炎及急性胃扩张等，因烧伤后人体出现应激反应、低血钾、感染、微循环灌注不足及再灌注损伤等引起。应观察伤者有无出现异常表现，如腹痛、腹胀、腹膜刺激征、肠鸣音减弱或消失、呕血、便血等。

⑥营养状况：评估体重、皮肤及皮下脂肪厚度等，当体重下降（大于 1 kg/d）提示营养不良。

（3）修复期

①感觉：询问伤者是否存在异常感觉，如麻木、刺痛、压迫、瘙痒、灼热、疲倦等。

②患侧肢体姿势及体位：伤者患侧的肢体放置于功能位。

③运动功能：大面积烧伤或特殊部位的烧伤者，是否存在因瘢痕增殖和挛缩导致的肢体残疾、活动能力受限等。

④营养状况：伤者最初 3 天出现体重增加，因烧伤后水肿及大量补液引起。4～12天后，出现体重逐渐减轻，因机体基础代谢率增加、能量和蛋白质大量消耗、体内潴留水分排出导致。定期测量体重可以直接反映伤者的营养状况。

5.局部性评估

评估伤者的创面时，注意其是否出现疼痛、瘙痒、水疱、感染等症状，以及是否出现机体功能障碍和心率异常等表现。

（三）院前诊断要点

及时了解烧伤的时间、原因（热源）和现场情况，如烧伤环境是否密闭、有无化学剂和烟雾吸入，根据伤者的烧伤部位、面积、程度、全身反应即可进行诊断。

二、急救措施

（一）现场急救

烧伤者后续治疗的基础是早期的正确处理，可以减轻烧伤程度，降低并发症的发生和减少死亡人数。重度烧伤者的生命是否能够成功挽救，关键在于争取抢救时间和现场的正确处理。现场的急救原则是迅速脱离热源、评估是否存在致命伤、积极保护创面、保持气道通畅，并确保转运过程中的安全。

1.迅速脱离热源

救人是烧伤现场的首要措施，迅速将伤者脱离密闭的烧伤环境，以免持续遭受热力损伤；衣服着火时伤者不要奔跑呼救，以免引起头面部烧伤和吸入性损伤；脱离热源后，小面积烧伤立即使用大量冷水冲洗或冷湿敷，持续冷敷至剧烈疼痛减轻为止，以阻止高温继续向深部组织渗透。

2.积极抢救生命

严重烧伤者初期意识清醒，如果出现反应迟钝或意识丧失，应该考虑合并颅脑损伤或休克，需要立即进行抢救。

（1）吸入性损伤呼吸困难者，保持呼吸道通畅。在任何密闭空间内，都要假设烧伤者存在一氧化碳中毒的危险，应给予面罩吸氧。如果出现呼吸窘迫，需要吸入高浓度氧气。当SpO_2小于90%且伴有意识恶化时，应进行呼吸球囊人工呼吸。

（2）烧伤合并其他损伤，如出现车祸、爆炸事故时，烧伤可能合并骨折、脑外伤、气胸或腹部脏器损伤，应立即按照外伤急救原则处理，如行止血、简单固定骨折等急救措施。

（3）出现心跳、呼吸停止时，应立即实施心肺复苏术，保持呼吸道通畅，复苏后迅速后送或转送就近医院进一步治疗。

3.重度烧伤者，应快速补液

（1）在烧伤后第一个24小时内，补液量应为2～4 mL/kg，1%烧伤体表面积+生理需要量。其中一半的补液量应在伤后8小时内输注，另一半在后面的16小时内输注。

（2）烧伤面积大于20%的烧伤者，需要留置尿管，依据尿量指导输液治疗。按成人尿量为0.5～1.0 mL/（kg·h），小儿尿量为1.0 mL/（kg·h）进行补液。

4.保护创面和保温

为伤者脱下剪开的贴身衣服时，避免剥脱，防止撕脱与创面粘贴的皮肤。使用无菌敷料或清洁干布覆盖暴露的体表和创面，以减少细菌污染。处理创面时，尽量采用无菌技术，避免冰敷或弄破水泡。避免伤者创面受压，协助伤者更换卧位姿势。天气寒冷时，冷水处理创面时伤者容易出现寒战，需要及时添加盖被，防止体内散热增加。创面具体处理如下：

（1）小面积烧伤者，用生理盐水或清洁的水冲洗创面直到疼痛缓解为止，再用生理盐水湿润的无菌纱布覆盖创面。

（2）大面积烧伤者，即Ⅱ度和Ⅲ度烧伤体表面积大于10%，使用无菌纱布覆盖烧伤创面，并用干净的被单覆盖身体，以防止烧伤部位失温。

（3）病情危重者，应该迅速将伤者送往医院，在救护车上对创面进行处理，使用生理盐水或清洁水湿润敷料覆盖或包扎创面，以降低创面的温度并减轻伤者的疼痛。

5.妥善转运

（1）严重大面积烧伤者，尽快送往就近的医院进行抗休克或气管切开治疗，待休克控制后再进一步转运。

（2）严重烧伤者转运时需继续输液，保持呼吸道通畅，留置尿管观察尿量，清醒的伤者口服含盐饮料，预防休克。

（3）可以酌情使用止痛药物，以减轻疼痛，但是注意避免抑制呼吸。

（4）转运途中鼓励和安慰伤者，稳定情绪。

（二）院内急救

伤者入院后开展进一步的积极治疗，按照烧伤休克期、烧伤感染期和烧伤修复期进行处理。在入院初期主要是针对烧伤休克期实施急救，以挽救烧伤者生命为主。

1.烧伤休克期

采用全身疗法和创面处理相结合。

（1）维持体液平衡，主要为机体液体丢失所致，通过烧伤严重程度判断体液丢失量和补液方式。口服补液适用于成人烧伤面积小于15%、小儿烧伤面积小于10%和非头面部Ⅱ度烧伤。大面积或重度烧伤出现休克者应该按照Ⅱ度、Ⅲ度烧伤面积和体重制订补液计划，建立双静脉通道，补充血容量，补液速度应先快后慢。

（2）防治窒息，及时清除伤者口鼻内的分泌物，观察呼吸状况和皮肤黏膜颜色；吸氧浓度小于40%，伴一氧化碳中毒者吸纯氧；指导患者进行深呼吸和有效咳痰、定时翻身，为气管切开或气管插管者及时进行吸痰，以加强呼吸道护理；如果出现张口呼吸、气急等呼吸功能不全时，准备气管插管和气管切开；遵医嘱使用支气管扩张剂；痰液黏稠者进行雾化吸入。

（3）创面护理，采取保护性隔离，特别是大面积烧伤患者，烧伤治疗成败的关键是创面的正确处理。轻度烧伤创面，可使用1:1000苯扎溴铵或1:2000氯己定清洗。Ⅰ度烧伤无需特殊处理，只需要注意保护创面，可自行愈合，烧灼感严重者，局部涂薄油脂。浅Ⅱ度烧伤的水疱需要保留疱皮，用无菌注射器针头抽去疱液。小面积或四肢浅Ⅱ度烧伤者采用局部包扎，保护创面、引流渗液。面部、颈部、会阴部及大面积烧伤者，使用暴露疗法处理创面。Ⅲ度烧伤存在环状焦痂影响血液循环和呼吸时，采用焦痂切开减张术。创面污染重或深度烧伤患者，需要注射破伤风抗毒素并及时使用抗生素，预防感染。疼痛剧烈者，使用止痛药物。包扎创面、暴露创面和半暴露创面的护理具体如下：

1）包扎创面的护理：包扎时创面内层使用油纱布，可加适量抗生素，外层使用吸水敷料包扎。包扎的厚度2～3 cm，范围大于创面边缘5 cm；抬高患侧肢体，将肢体关节放置于功能位和髋关节外展位；为防止包扎的创面长期受压，定时协助伤者翻身。观察肢体末端的皮温和动脉搏动，了解血液循环情况；保持敷料干燥，不用经常换药，以免损伤新生上皮；及时清除感染创面的脓性分泌物，保持创面清洁，创面敷料应勤更换。

2）暴露创面的护理：不要在创面上覆盖任何敷料或被单，保持创面干燥、减少细菌感染，以尽早促进焦痂或痂皮形成且完整。每日使用2%碘酊涂擦焦痂4～6次，持续2～4日；环形焦痂者需要切开减压；及时使用无菌敷料清除创面渗液，特别是头面部的创面；避免创面受压加重损伤，应定时翻身；防止抓伤创面，可适当约束伤者肢体；室温应保持在28 ℃～32 ℃，湿度控制在70%。

3）半暴露创面的护理：创面覆盖单层抗生素或薄油纱布称为半暴露法。保持创面干燥，纱布和创面应紧贴无空隙，出现脓液，应及时更换纱布，预防感染。

2.烧伤感染期

烧伤组织由开始的凝固性坏死经液化到与健康组织分离，一般需要2～3周，这个时间段，容易发生感染。所以，早期应进行切痂（切除深度烧伤组织达深筋膜平面）或者削痂（削除坏死组织至健康平面），并立即行皮肤移植，减少全身性感染的发生，降低并发症的出现，提高大面积烧伤的治愈。

（1）观察感染情况

伤者病情突然恶化，出现下列表现，提示并发全身性感染。

1）神志：出现兴奋、淡漠或谵妄，定向力（时间、地点、人物）改变。

2）体温：数小时或数日出现寒战、高热或体温不升。

3）感染性休克：脉搏、心率加快，血压下降，提示感染性休克

4）呼吸：出现呼吸急促。

5）烧伤创面脓毒症：表现多为弛张热，心率大于140次/分钟，可能出现中毒性心肌炎、中毒性肝炎、休克等，创面出现坏死组织、色泽污暗、分泌物增多等，主要是因大量细菌侵入邻近组织致使创面侵入性感染扩散引起。

6）血常规检查：白细胞计数骤升或骤降。

（2）防治全身性感染

治疗休克；正确处理创面，深度烧伤的创面进行切痂、削痂和植皮；抗生素应用，严重者联合用药（选择一种第二代头孢菌素和一种氨基糖苷类抗生素）；纠正水电解质失衡；营养支持，以加强支持治疗。

（3）创面护理

保护创面，防治感染，减轻疼痛是创面护理的原则。清创术后的创面护理措施：防止皮片或生物敷料下积液或积血，发现积血、积液，进行低位开窗，按压清除积血、积液，如形成血凝块，用无菌镊子取出，然后进行加压包扎；防止移植物或者生物敷料出现移位，换药时将敷料完全浸湿，待敷料和创面出现较好分离时再进行更换；防止发生生物敷料或移植皮片下感染，皮片或生物敷料下存在积脓，创面出现异味，体温升高或不升，心率增快，创缘出现炎性浸润时，应立即去除感染的移植物或生物敷料及创面感染灶，进行全身支持治疗，并使用抗生素。

3.烧伤恢复期

尽早进行植皮促进创面愈合、保持肢体功能体位、加强运动和康复锻炼，防止发生瘢痕增殖和挛缩。其中肢体功能锻炼是主要措施之一，包括：维持肢体关节功能位，纠正不良体位；鼓励伤者早期下床活动，指导其进行肢体关节活动，根据具体情况进行理疗；针对穿着紧身衣和采用固定板者，进行矫正；防止瘢痕增殖加重，不要过多照射紫外线和红外线；避免瘢痕创面受到机械性刺激。

（三）预防措施

烧伤的预防主要是以家庭烧伤预防为主，通过日常生活细节进行预防，增强安全意

识，注意厨房、浴室、卧室的安全。

1.勿在床上吸烟；卧室使用电暖气时，与床单、窗帘等易燃物保持安全距离0.9米以上，离开房间时务必关闭电源开关；使用蜡烛时，将点燃的蜡烛放置远离易燃物体至少30 cm的地方，入睡或离开房间前吹灭蜡烛。

2.使用热水器时，应将热水器的自动调温器设置在49 ℃以下。及时拔掉使用后的电吹风、卷发棒等小电器的电源。一旦发现电器开始冒烟或引发火花，立即拔掉电器的电源插头。如果电线破裂或磨损，应及时更换。家中最好备灭火设备。牢记119火警电话。

3.高层建筑内发生火灾时，走安全楼梯通道，不要乘坐电梯。如果室内、走廊内烟雾弥漫，使用湿布掩护口鼻，趴下，双手、双膝着地向前爬行，保持头部与地面的距离为30～60 cm，以免吸入大量烟雾中毒、窒息。

三、案例分析

案例十九　　烧伤

【场景一】事发现场

王某某，男，11个月龄；在家中不慎打翻鸡汤后烫伤右上肢，伤后患儿因创面疼痛哭闹不止。

问题：

现场应如何处理？

处理措施：

（1）冲：儿童被烫伤后应第一时间用流动水对患处冲洗20分钟左右，迅速减轻疼痛感，避免热力逐渐扩散到深层组织。使用自来水，无需冰敷，以免冻伤皮肤而加重损害。水流不能太急，以免冲破水泡；

（2）脱：用大量凉水冲洗，缓慢将烫伤处的衣服脱掉，也可使用剪刀轻轻剪开。要注意动作轻柔，衣服有可能和皮肤粘连，强行用力脱可能弄破水泡，甚至撕掉皮肤而加重损害。若衣服已经和皮肤粘连在一起，应保留粘连部分，只需去除周围的衣服即可；

（3）泡：如果烫伤的面积小，放在冷水浸泡30分钟，缓解疼痛，稳定患儿的情绪。如果烫伤面积比较大，不要长时间浸泡，以免机体散热增加，引起低体温；

（4）盖：使用无菌纱布覆盖烫伤部位，没有无菌纱布时可以使用干燥清洁的毛巾覆盖，不可使用有毛絮的物品，以免与伤口粘连，影响创面处理；

（5）送：经上述处理后，及时运送到医院进一步治疗，运送过程中保护好创面。

【场景二】急诊科

伤后患儿家属立即带患儿至急诊科。患儿神志清楚，精神尚可，饮食、尿量正常。体格检查：R 28次/分，P 118次/分，SpO_2 97%。确诊为臂、腕部、手部Ⅱ度烧伤。

问题：

接诊医护人员对患者如何处理？

处理措施：

（1）急诊科医生立即清创、包扎；

（2）急查血标本（血常规，生化，血型，凝血常规）；

（3）静脉输液：经静脉途径输入葡萄糖氯化钠100 mL，生理盐水100 mL，以补充液体。

第三节　淹溺

淹溺是指人体淹没于水或其他液体中，使得液体、污泥、杂草等物堵塞呼吸道和肺泡，或者因咽喉、气管发生反射性痉挛，进而引起窒息和缺氧的情况。这种情况下，肺泡失去通气和换气功能，使人体陷入危急状态。国际复苏联合委员会将淹溺定义为一种淹没或浸润于液态介质中而导致呼吸受阻的过程。根据浸没的介质不同，淹溺分为淡水淹溺和海水淹溺。淹溺是意外死亡的常见原因之一，每年全球因淹溺死亡的人数将近45000人。在我国，湖泊和河流密集的水域是淹溺事件的高发区，尤其在夏季，淹溺已成为儿童伤害死亡的首要原因。淹溺导致死亡的最主要原因是缺氧，而缺氧的时间和程度是决定淹溺预后最重要的因素。因此，对于溺水者来说，快速而有效的现场救护至关重要，其中尽快进行通气和供氧是紧急抢救措施中的重中之重。

一、评估要点

（一）发生原因

1.淹溺在儿童、青少年和老年人中较为常见，原因包括不慎掉入水中、交通事故、洪水灾害或投水自杀等。

2.在游泳、划船、潜水等水上运动时发生淹溺。因跳水导致头颈或脊髓损伤；潜水时因癫痫、心脏病或心律失常、低血糖发作等引起神志丧失者，饮酒或服用损害脑功能药物后下水；水中运动时间过长、过度疲劳者也容易发生淹溺。

当人体淹没于水中时，本能地会出现反射性屏气和挣扎，以避免水进入呼吸道。然而，由于缺氧，个体被迫深呼吸，大量水分进入呼吸道和肺泡，阻碍了气体交换，从而加重缺氧和二氧化碳潴留，导致严重缺氧，引起高碳酸血症和代谢性酸中毒，危及生命。

（二）淹溺的类型

根据浸没的介质不同，淹溺分为淡水淹溺和海水淹溺。

1.淡水淹溺

江、河、湖、池中的水渗透压比血浆或其他体液低，因此属于淡水。当人体浸没在淡水中，通过呼吸道和胃肠道进入体内的淡水会迅速进入血液循环，导致血容量急剧增加，出现肺水肿和心力衰竭。此外，进入人体的淡水还会稀释血液，引起低钠血症、低氯血症和低蛋白血症。低渗液体导致红细胞肿胀和破裂，引起溶血，进而出现高钾血症和血红蛋白尿。过量的血红蛋白阻塞肾小管，导致急性肾衰竭。同时，高钾血症可能导致心脏骤停。低渗液体迅速通过肺组织渗透进入肺毛细血管，导致气道、支气管和肺泡壁的上皮细胞受损，使肺泡表面活性物质失去活性，肺顺应性降低，肺泡表面张力增加，肺泡容积急剧减少，肺泡塌陷萎缩，进一步阻碍气体交换，导致全身严重缺氧。

2.海水淹溺

海水中有大量的钠盐、钙盐和镁盐，其中含钠量是血浆的3倍以上。因此，人体吸入海水会因高渗压使血管内的大量液体或血浆进入肺泡内，引起急性肺水肿、血容量降低、血液浓缩、低蛋白血症、高钠血症，并导致低氧血症。此外，海水对肺泡上皮细胞和肺毛细血管内皮细胞的化学损伤作用，更容易引起肺水肿。高钙血症可导致心律失常，甚至心脏停搏。高镁血症可抑制中枢和周围神经，导致横纹肌无力、扩张血管和降低血压。

此外，如果不慎跌入粪池、污水池或化学物储槽，除了物理损伤外，还可能受到生物和化学物的刺激，导致皮肤和黏膜损伤、肺部感染以及全身中毒。

（三）临床表现

淹溺者的皮肤发绀，面部肿胀，球结膜充血，口鼻中充满泡沫或泥污；神经系统出现异常，如烦躁不安、抽搐、昏迷和肌张力增加；呼吸表浅，腹部膨隆，四肢厥冷。更严重者可能出现窒息、神志丧失、呼吸和心跳微弱或停止等症状。

1.心血管系统

出现心动过缓、室颤、心跳停止等心律失常的症状，淹溺所致心脏停搏患者的心电图表现为心室静止。

2.呼吸系统

出现咳嗽、呼吸困难、呼吸道产生大量分泌物，窒息、呼吸停止等。伴有肺部感染时，可闻及肺部干湿性啰音。

3.中枢神经系统

出现缺血缺氧性脑病，脑水肿和意识丧失。

4.其他

可能出现低温综合征、颈椎损伤等。

（四）辅助检查

1.血尿检查

淹溺者出现白细胞轻度增高。淡水淹溺者因血液稀释或红细胞溶解，血液中的钠离子和氯离子浓度降低、钾离子浓度增高，血尿中出现游离血红蛋白。海水淹溺者因血液浓缩，血液中的钠离子浓度轻度增高、氯离子浓度增高，可伴钙离子和镁离子浓度增高。重者出现弥散性血管内凝血的实验室监测指标。

2.心电图检查

窦性心动过速、非特异性ST段和T波改变。重者可能出现室性心律失常、完全性心脏传导阻滞。

3.动脉血气分析

淹溺者中有75%的人会出现混合性酸中毒，且所有患者都可能出现不同程度的低氧血症。

4.X线检查

淹溺者肺部胸片检查结果呈现斑片状浸润，有时会出现典型肺水肿征象。

（五）院前诊断要点

现场目击者提供的信息对淹溺的诊断非常重要，结合患者的体征、临床表现即可做出诊断。

二、急救措施

（一）现场急救

缺氧是淹溺导致死亡的主要原因，缺氧的时间和程度是决定淹溺预后最重要的因素，纠正缺氧可以促使人体恢复自主呼吸和循环。如果现场没有进行有效复苏，由于组织缺氧，可能导致呼吸和心脏骤停以及出现多器官功能障碍。因此，对于溺水者来说，快速而有效的现场救护至关重要，其中进行通气和供氧是最重要的急救措施。根据2015版欧洲《特殊场合的心肺复苏指南》，淹溺生存链包括五个关键环节：A.预防淹溺；B.识别与求救；C.提供漂浮救援物；D.救离水中；E.提供医疗救护。前两个环节涉及淹溺预防和识别，接下来主要介绍水中营救和救离后的复苏，具体见图5-4。

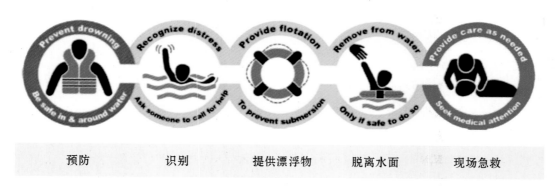

| 预防 | 识别 | 提供漂浮物 | 脱离水面 | 现场急救 |

图5-4　淹溺生存链

1.水中营救

（1）自救

当游泳时出现腓肠肌痉挛，应保持冷静，将身体团成球状以保持上浮，并让头部露出水面。随后，用双手的大拇指和食指扳直脚的大拇趾，使腓肠肌松弛。持续按摩小腿也有助于缓解痉挛。一旦上岸，可以使用乙醇或松节油涂擦小腿，并用热毛巾热敷小腿，以进一步缓解症状。

（2）他救

现场目击者作为施救者在初步营救和复苏中发挥着关键作用。

1）一般溺水者：当溺水者离岸边较近时，施救者可以在岸边向溺水者抛救生圈、绳索或者用木棍、竹竿等物让其抓住进行施救。如果溺水者距离岸边较远时，施救者如果水性较好，可以跳入水中进行施救，或者利用浮力救援设施和船只接近溺水者。对于已经筋疲力尽的溺水者，施救者应从其头部位置接近；而对于意识清醒的溺水者，施救者应该从其背后接近。施救者应用手从背后抱住溺水者的头颈部位，另一只手抓住溺水者的手臂，然后共同游向岸边。在救护过程中，施救者应注意防止被溺水者紧紧抱住。

2）冰层塌陷导致的溺水者：施救者先将绳子的一端固定在岸边树上或者电线杆上，另一端绑在木梯上。然后，将木梯平放在冰面上，接着施救者沿着木梯缓慢地爬向溺水者进行施救。

3）脊柱损伤溺水者：采用两人施救。施救者甲用前臂夹住溺水者的头、颈、胸背部，然后旋转180°，使溺水者的面部朝上，并对其进行口对口吹气；施救者乙递上木板或者浮力担架，将其放置在溺水者身下，并使用颈托固定溺水者的颈部。施救者甲负责给溺水者进行通气，而施救者乙负责将浮力担架移向岸边。如果没有浮力担架或木板时，不应轻易将脊柱受伤者从水中移出，因为当他离开水面时，水会产生一个向下的吸力，可能进一步加重脊柱的损伤。此时，施救者甲应先将溺水者旋转180°，使其脸部朝上，然后，对溺水者进行口对口吹气；施救者乙应拖住溺水者，使其保持浮于水面上，等待有浮力担架可以使用后，再将溺水者从水中移出。

2.水中复苏

经过训练的施救人员可以在漂浮救援设施的帮助下，在水上对溺水者进行人工呼吸。

3.一般处理

施救者将溺水者移到岸上后除去湿衣服，进行初步保暖治疗；评估有无外伤及损伤程度（如颈椎损伤）。

4.基本生命支持

溺水者被救离水中，立即进行基本生命支持。首先检查溺水者意识，其次开放气道，最后检查有无生命迹象。

（1）清除异物

迅速清除溺水者口鼻腔中的污水、污物、分泌物及其他异物，如果有义齿，将其取出，并将舌拉出；如果出现牙齿紧闭，可以尝试先捏住溺水者两侧面颊肌，然后用力打开口腔。松解领口和紧裹的内衣、腰带，确保呼吸道通畅。

（2）心肺复苏

在确保呼吸道畅通后，应尽快进行心肺复苏。对于有心跳但呼吸停止的情况，需进行人工呼吸。如果溺水者既无心跳又无呼吸，需同时进行人工呼吸和胸外心脏按压。淹溺复苏的关键在于快速缓解缺氧，因此，立即采取"ABC"策略，A即airway（气道开放），B即breathing（人工呼吸），C即circulation（胸外按压）。首先给予5次通气，每次吹气持续1秒，并观察到胸廓有效的起伏运动。如果初次通气无效，应将溺水者放置在硬平面上，开始进行胸外心脏按压，按压与通气的比例为30:2。在心肺复苏开始后，应使用自动体外除颤仪进行除颤。

此外，海姆利克法是一种用于处理气道内固体物梗阻的急救措施，其他情况下，不建议使用此方法，因其会导致胃内容物反流和内容物液体流入肺内。在溺水复苏过程中，胃内容物与水的反流是常见的现象。为了应对这种情况，可以将溺水者安置于侧卧体位，并在必要时直接吸引反流物质。

5.迅速转运

迅速转运到医院，途中持续进行救护。

（1）在搬运溺水者时，应关注其是否存在头颈部的损伤或其他严重创伤，对于怀疑有颈部损伤的溺水者，应使用颈托进行保护。

（2）因冷水导致的淹溺，应特别注意为患者保暖，以预防低温带来的进一步损伤。

（3）持续进行心肺复苏，并给予高流量吸氧。

（4）在建立静脉通道后，对于淡水淹溺者，可输入2%～3%的氯化钠溶液，但要控制液体输入量；对于海水淹溺者，可以输入5%的葡萄糖溶液和碳酸氢钠溶液，同时适当增加补液量，以纠正血容量。在整个过程中，监测病情，及时处理休克、心功能衰竭、心律失常、肺水肿等并发症。

（二）院内急救

1.保持呼吸功能正常

给予高流量氧气吸入，当溺水者出现意识障碍或心跳停止时，应进行气管插管及正压通气，必要时进行气管切开。

2.维持循环功能

当溺水者心跳恢复后，经常伴有血压不稳定或低血压的情况，需要密切监测是否存在低血容量，并掌握合适的输液量和速度。

3.防止低体温

当溺水者长时间浸没在冰水中（温度低于5℃），可能出现低体温，导致冻伤。根据国际救生联盟建议，对体温极低的溺水者，需要进行复温处理，但是最初的复温目标达到32 ℃～34 ℃即可。

4.纠正低血容量、水电解质和酸碱失衡

对于淡水溺水者，应适度限制水的摄入量，并使用脱水剂以防止脑水肿，适量补充氯化钠溶液、浓缩血浆和白蛋白。对于海水溺水者，因大量体液渗入肺组织，血容量偏低，需要及时通过静脉补充葡萄糖溶液、低分子右旋糖酐、血浆等液体，同时严格控制氯化钠溶液的使用。此外，应注意纠正高钾血症及酸中毒。

5.对症处理

积极防止并发症的发生，如脑水肿、感染、急性肾衰竭等。

（三）预防措施

1.对于从事水上作业的人员，应定期进行严格的健康检查，以确保其健康状况符合工作要求。

2.对于患有慢性或潜在性疾病者，建议避免进行水上活动，以免加重病情或发生意外。

3.从事水下作业的人员，工作前应禁止饮酒，因酒精会损害个体的判断能力和自我保护能力。

4.为提高游泳和水上自救互助能力，应开展相关知识和技能培训。在进行水上作业时，应准备足够的救生器材以备不时之需。

5.在情况复杂的自然水域或潜水区，应避免游泳、跳水或潜泳，以免发生意外。

6.在下水前，应做好充分准备活动，以适应水温变化，在水温较低水域游泳时要特别小心，以免发生意外。

三、案例分析

案例二十　　淹溺

【场景一】 事发现场

李某某，男，8岁；在学校池塘边玩耍时不慎踩空掉入池塘。将患者移离水中后，判断其无呼吸，立即拨打120。

问题1:

施救者应注意哪些问题?

处理措施:

现场施救者在初步营救和复苏过程中起着至关重要的作用，同时，施救者在尝试进行营救时也容易面临危险。因此，除非绝对必要，否则最好不要轻易下水进行施救。

（1）可以把木棍或衣服等作为救援物品，递给淹溺者让其抓住。如果淹溺者离岸不远，可以将绳索或漂浮救援设施扔向淹溺者。如果必须下水营救，可以借助浮力救援设备或船只接近淹溺者；

（2）在救援过程中，切勿直接一头扎进水里，以免影响施救者视野，避免可能增加脊柱损伤的风险；

（3）施救者应保持冷静，尽快脱掉衣裤和鞋靴，迅速游到淹溺者附近，从背后接近淹溺者，用一只手托着他的头颈，将面部托出水面，或抓住淹溺者腋窝，仰游将其救上岸；

（4）在救护过程中，施救者应防止被淹溺者紧紧抱住，以免影响救援行动并造成危险。

问题2：

120急救车到达现场，针对淹溺者情况，急救医生和护士应采取哪些措施？

处理措施：

将溺水者救离水中后，应立即进行基本生命支持。首先检查溺水者的意识反应，然后开放气道，最后检查是否有生命迹象。淹溺现场复苏的流程如下：

（1）开放气道：迅速清除溺水者口、鼻腔中的污水、污物、分泌物和其他异物，确保呼吸道畅通；

（2）心肺复苏：呼吸道通畅后，应立即进行心肺复苏；

（3）迅速转运：在将溺水者送往医院的途中，应密切监测病情。搬运患者过程中，应注意检查是否伴有头、颈部损伤和其他严重创伤。对于怀疑有颈部损伤者，应使用颈托进行保护，以免加重损伤。

【场景二】急诊科

120急救车将患者转运至医院急诊科抢救室，与急诊科医生交接，讲述其受伤过程及病情判断。体格检查：T 35.1 ℃，P 142次/分，律齐，R 36次/分，BP 73/32 mmHg；患者意识丧失。双侧瞳孔等大等圆，直径3.5 mm，对光反射灵敏，双肺可闻及湿啰音。

问题：

接诊医护人员对患者应如何处理？

处理措施：

（1）迅速为溺水者建立静脉通路，以纠正低血容量。根据具体病情，适量补充氯化钠溶液、浓缩血浆和白蛋白；

（2）迅速将溺水者安置于抢救室，更换湿衣裤，注意保暖；保持呼吸道通畅，吸入高流量氧气，并根据病情配合气管插管和做好机械通气准备；

（3）对于溺水者，应积极对症处理，防止脑水肿、感染、急性肾衰竭等并发症的发生；

（3）迅速采集血标本（血常规、生化、血型、出凝血时间、动脉血气），并进行心电图检查，以全面评估溺水者的状况；

（5）进行头部、胸部、腹部、四肢的CT检查，腹部B超检查，以排除其他部位损伤；

（6）进行胸部X线检查，显示斑片状浸润，怀疑有颈椎损伤时，应进行颈椎X线检查；

（7）留置尿管，并记录24小时出入量。

第四节 电击伤

电击伤是由于一定量的电流通过人体引起的全身或局部组织损伤和器官功能障碍，严重时可导致呼吸、心跳骤停。电击伤分为三种类型：超高压电击伤或雷击（电压在10000 V以上）、高压电击伤（电压大于1000 V）和低压电击伤（电压小于或等于380 V）。

在夏季、潮湿炎热的天气和人体大量出汗的情况下，容易发生电击事件。雷击多发生于户外活动的农民、建筑工人和运动人员等人群。除了洪水，雷击伤害是天气相关伤害中最常见的，甚至超过了沙尘暴、寒潮、大风、霜冻等其他天气相关伤害。

一、评估要点

（一）发生原因

在工作或生活中违反用电操作规程的人容易发生意外电击。此外，风暴、地震或火灾导致电线断裂也可能造成意外电击。值得注意的是，绝大多数电击事故发生在青少年男性和从事电作业的人员中。人体作为一个导电体，在接触到电流时，会成为电路中的一部分。电击会导致人体器官功能障碍，如抽搐、心室颤动、呼吸中枢麻痹或呼吸停止等，并造成组织损伤。电击伤对人体的危害与多种因素有关，包括接触电压的高低、电流的强弱和类型、频率的高低、通电时间的长短、接触的部位、电流的方向和所在环境的气象条件等。

1.电流类型

交流电会使肌肉持续抽搐，从而"牵引住"接触者，使其无法脱离电流，因此，交流电的危害比直流电大。家用低频（50～60 Hz）的交流电比高频交流电更为危险，人体对交流电的敏感性是直流电的3～4倍。一般来说，小于250 V的直流电很少会导致人体死亡，而交流电在50V以上就可能产生危险。在相同的500 V以下的电压下，交流电的危险性是直流电的3倍。而50～60 Hz的低压交流电最容易引起致命性的心室颤动。

2.电流强度

不同强度的交流电会产生不同的生理效应。一般情况下，通过人体的电流强度越高，对人体的伤害就越重，危害也越大。

3.电压高低

随着电压的升高，流经人体的电流强度也会增大，导致人体受到更严重的损害。在受到低压电击伤时，如果伴有心搏和呼吸停止，大多数情况下无法进行有效复苏，患者在到达医院之前已经死亡。高电压电流容易引起深部灼伤，而低电压则可能导致接触肢体被"固定"在电路上。220 V的电压可以导致心室颤动，而1000 V以上的电压则可能导致呼吸中枢麻痹而致死，在220～1000 V之间的电压范围内，致死原因可能是两者兼而有之。

4.电阻

在一定电压下，皮肤的电阻越低，通过的电流就越大，造成的损伤也就越严重。人体不同组织的电阻是不同的，由大到小依次为骨、皮肤、脂肪、肌肉、血管和神经。当冬季皮肤干燥时，电阻较高；而在出汗或潮湿时，电阻则降低。通常情况下，电流在体内沿着电阻较小的组织前行，从而引起损伤。

5.通电时间

电流对人体的损害程度与接触电源的时间长短密切相关。通电时间越长，对人体造成的损害就越严重。

6.通电途径

当电流通过人体的途径不同时，对人体的损害程度也不同。例如，如果电流从头顶或上肢流入体内，再由下肢流出，或者由一只手进入而从另一只手流出，可能会导致室颤或心跳骤停，具有较大的危害性。如果电流从一侧下肢进入，而从另一侧下肢流出，则危险性相对较小。

（二）临床表现

1.全身表现

轻度电击伤者可能会出现惊恐、心悸、头晕、头痛，痛性肌肉收缩、面色苍白、四肢软弱、表情呆滞等症状。高压电击，特别是雷击时，可能导致意识丧失、心跳和呼吸骤停。有些伤者可能进入"假死"状态，即心跳、呼吸极其微弱或暂停，心电图呈现心室颤动状态，经过积极治疗，一般可以恢复。如果出现昏迷或呼吸、心脏骤停进行复苏不及时，可能会导致死亡。幸存者可能出现定向力丧失和癫痫发作的情况。低压电击后常见的表现是心室颤动，也是伤者死亡的主要原因。当组织损伤部位或体表烧伤处出现大量液体丢失时，可能会出现低血容量性休克。低血压，体液、电解质紊乱和严重的肌球蛋白尿可能导致急性肾衰竭。电击时，由于肌肉剧烈收缩产生的机械力，可能导致关节脱位和骨折的发生。

2.局部表现

人体触电部位释放的电能最大，局部皮肤组织的损伤最严重，而电击部位周围皮肤组织的烧伤程度较轻。如果衣服被点燃，可能会出现与触电部位无关的大面积烧伤。电流通过经过的组织和器官时，可能会发生隐匿性损伤。

（1）高压电击时，电流入口处会出现严重的烧伤，烧伤部位的组织可能出现炭化或坏死，形成空洞，组织解剖结构清晰可见，经常引起前臂腔隙综合征。前臂腔隙综合征是因为肌肉组织受到损伤、水肿和坏死，导致肌肉筋膜下组织的压力增加，神经和血管受压，出现脉搏减弱，感觉及痛觉消失等体征。此外，由于触电后大肌群发生强直性收缩，可能会导致脊柱压缩性骨折或肩关节脱位的发生。高压电击引起的烧伤具有下列典型特点：

1）虽然烧伤面积可能不大，但是深度可达肌肉、血管、神经和骨骼，呈现出"口小底大，外浅内深"的特征。

2）呈现一处进口和多处出口的特点。

3）肌肉组织经常出现夹心性坏死现象，即在血液供应良好的浅部肌肉下，出现深部肌肉发生坏死。同一块肌肉内的坏死可仅限于一段，而供血良好的肌肉中可能夹有片状坏死的肌肉。

4）电流可以引起血管壁发生变性、坏死或血管栓塞，进而引起继发性出血或组织的继发性坏死。

（2）低压电引起的烧伤多见于电流进入点与流出点。伤口较小，呈椭圆形或圆形，颜色为焦黄或灰白色，表面干燥、边缘整齐，与正常皮肤的分界清晰。这种烧伤通常不会损伤内脏。如果衣服被点燃，可能会出现与触电部位无关的大面积烧伤。

3.并发症

并发症和后遗症通常出现在电击后24～48小时：

（1）心肺系统：出现心肌损伤、严重心律失常和心功能障碍，吸入性肺炎和肺水肿。

（2）消化系统：出现消化道出血或穿孔、麻痹性肠梗阻。

（3）血液系统：出现弥散性血管内凝血或溶血。

（4）泌尿系统：出现肌球蛋白尿或急性肾功能衰竭。

（5）运动系统：出现骨折、肩关节脱位或无菌性骨坏死。

（6）听觉系统：出现鼓膜破裂、听力丧失。

（7）烧伤部位出现继发性细菌感染。

（8）神经系统：电击后的数天到数月内，患者可能出现上升性脊髓炎或横断性脊髓炎、多发性神经炎或瘫痪等。

（9）视觉系统：出现角膜烧伤、视网膜剥离、单侧或双侧白内障和视力障碍。

（10）孕妇：发生电击通常会导致流产、死胎或宫内发育迟缓。

（三）辅助检查

（1）在早期阶段，肌酸磷酸激酶和同工酶、乳酸脱氢酶、丙氨酸转氨酶的活性出现增高。

（2）尿液检查：出现血红蛋白尿或肌红蛋白尿。

（3）心电图检查：出现房室传导阻滞或房性、室性期前收缩等心律失常的心电图特征。

（四）院前诊断要点

结合患者的病史及体格检查，诊断并无困难，但需注意多发伤、复合伤的出现。电流量与电压成正比，与电阻成反比，所以，电压增加会导致更严重的损伤，潮湿的环境中，电阻降低可引起更严重的损伤，高压电可导致高电阻的脂肪、肌腱、骨骼等组织出现烧伤凝固。

二、急救措施

施救者应将触电者迅速脱离电源，立即实施心肺复苏及心电监护。具体急救流程见图5-5。

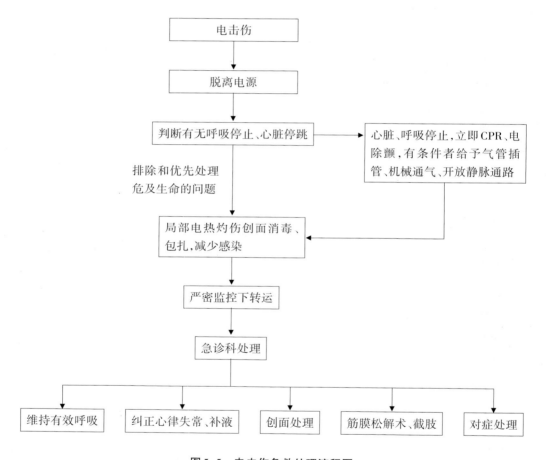

图5-5 电击伤急救处理流程图

（一）现场急救

1.迅速脱离电源

根据电击现场的具体情况，立即切断电源或者使用不导电的物体将电源挑开。

（1）切断电源：断开电源或关闭电源开关。

（2）挑开电线：使用绝缘材料或干燥的木棒、竹竿、扁担等物体将电线挑开。

（3）拉开触电者：施救者可以穿胶鞋并站在木凳上，然后使用干燥的绳子、围巾或干衣服等物体拧成条状，套在触电者身上，以此将触电者拉开。

（4）切断电线：在野外或远离电源闸以及存在电磁场效应的触电现场，施救者无法接近触电者，也无法挑开电线时，可以使用干燥、绝缘的木柄刀、斧或锄头等工具将电线斩断，以中断电源，并妥善处理电线的残端。

触电者脱离电源的抢救过程中，应注意以下问题：

1）要防止触电者受到其他损伤。例如当个体在高处触电时，应采取安全措施，确保其不会在脱离电源后从高处坠落，导致骨折或死亡。

2）确保现场施救者自身安全。施救者需要采取措施与触电者保持绝缘，并在未切断电源之前绝对不能用手接触触电者。为了防止电流通过身体，施救者的脚底应垫上干燥木块、厚塑料块等绝缘物体，确保与地面绝缘。

2.出现心脏骤停或呼吸停止者，应立即进行心肺复苏。

3.创面处理。根据受伤的具体情况给予包扎或暴露治疗。

4.防止感染。保护烧伤创面，防止感染。

5.轻型触电者。在现场观察和休息1～2小时，有助于减轻心脏的负担和促进机体恢复。

（二）院内急救

1.促进有效呼吸

对于出现呼吸停止的触电者立即进行气管插管，并通过呼吸机进行辅助通气。

2.纠正心律失常

电击伤常常导致心肌损害和心律失常，其中最严重的心律失常是心室颤动。因此，应尽早进行除颤治疗。

3.补液

出现低血容量休克和组织严重电烧伤者，应立即通过静脉途径进行补液治疗。

4.创面处理

局部电击烧伤的处理方法和烧伤相同，应积极清除电击烧伤创面上的坏死组织，以预防感染和避免创面污染，由于深层组织可能受到损伤和坏死，因此伤口需要开放治疗。

5.筋膜松弛术和截肢

当人体受到高压电灼伤时，大块的软组织灼伤会导致局部水肿和小血管内血栓形成，可能会使电热灼伤远端的肢体出现缺血性坏死。为了减轻灼伤部位周围的压力，改善肢体远端的血液循环，有时需要进行筋膜松弛术；严重的情况下，可能需要截肢。

6.其他对症处理

抗休克，预防感染，纠正水电解质紊乱，防治脑水肿、急性肾功能衰竭和应激性溃疡等。

（三）预防措施

1.普及宣传安全用电知识，并定期检查和维修所有的电器设备和线路，以确保其安全可靠运行。

2.在雷雨天气中，应将门窗关好，避免外出，并避免使用没有防雷措施的电视、音响等电器设备。

3.对于在户外工作者，应避免站在高处或在田野上随意走动、在树下避雨；同时，也要避免接触天线、水管或金属装置，以确保自身安全。

4.在空旷场地遇见雷电时，立即卧倒，不要打伞，远离树木和桅杆。

三、案例分析

案例二十一　电击伤

【场景一】事发现场

刘某某，男，38岁；在维修电路时因操作不当触电。

问题1：

现场应如何迅速让患者脱离电源？

处理措施：

（1）切断电源：断开电源或关闭电源开关；

（2）挑开电线：施救者使用绝缘材料或干燥的木棒、竹竿、扁担等物体将电线挑开；

（3）拉开触电者：施救者可以穿胶鞋并站在木凳上，然后使用干燥的绳子、围巾或干衣服等物体拧成条状，套在触电者的身上，以此将触电者拉开；

（4）切断电线：施救者无法接近触电者，也无法挑开电线时，可以使用干燥、绝缘的木柄刀、斧或锄头等物体将电线斩断，以中断电源，并妥善处理电线的残端。

问题2：

脱离电源后立即判断，患者出现意识丧失，大小便失禁，呼吸、心跳停止，即刻拨打120，120急救车到达现场，急救医生和护士针对患者情况应如何处理？

处理措施：

（1）快速判断患者的意识及生命体征；

（2）立即行心肺复苏；

（3）快速转运，转运途中不能停止抢救。

【场景二】急诊科

120急救车将患者转运至医院急诊科抢救室，与急诊科医生交接，讲述患者抢救过程及病情。患者意识丧失，大小便失禁，呼吸心跳停止。

问题：

接诊医护人员对患者如何处理？

处理措施：

（1）促进有效呼吸：出现呼吸停止立即进行气管插管，并通过呼吸机进行辅助呼吸；

（2）纠正心律失常：患者发生室颤应立即进行除颤治疗；

（3）补液：应快速建立静脉通路进行补液治疗，以补充血容量；

（4）急查血标本（血常规、生化、血型、出凝血时间、动脉血气）、尿标本；

（5）留置导尿，记录出入量；

（6）X线检查：怀疑骨折行此检查；

（7）CT检查：检查是否出现头、胸、腹部闭合性损伤；

（8）清除电击烧伤创面的坏死组织，以预防感染和避免创面污染。

第五节　急性中毒

急性中毒是指有毒化学物质在短时间内或一次性大量进入人体，导致组织、器官发生器质性或功能性损害。急性中毒具有起病突然、症状严重、病情变化迅速的特点，如果不及时进行抢救可能会危及患者的生命。本节将重点介绍有机磷杀虫剂中毒、一氧化碳中毒和镇静催眠药物中毒。

一、评估要点

（一）有机磷杀虫剂中毒

农业生产使用最广泛的农药是有机磷杀虫剂，其中大部分属于剧毒或高毒类。有机磷杀虫剂属于有机磷酸酯或硫化磷酸酯类化合物，通常为油状液体，颜色为淡黄色、棕色，具有挥发性，有大蒜气味。这类化合物除了敌百虫之外，其余都不溶于水，也不容易溶于有机溶剂，在酸性环境中具有较好的稳定性，但是在碱性环境中容易分解失效。常用剂型有乳剂、油剂和粉剂等。作为农药的有机磷杀虫剂在生产、运输、贮存和使用过程中，如果防护措施不到位或意外摄入被其污染的食物，甚至故意服毒，都可能导致人体中毒。

1.发生原因

有机磷杀虫剂主要通过胃肠道、呼吸道和皮肤黏膜吸收进入人体，引起中毒。中毒事件常发生在有机磷杀虫剂的生产和使用过程中，也发生在因误食或故意吞服而摄入有机磷杀虫剂。

（1）生产中中毒：在有机磷杀虫剂精制、出料和包装过程中，由于操作者的手套破损，衣服和口罩污染，或者生产设备密封不严导致"跑、冒、滴、漏"，使得有机磷杀虫剂污染操作者的手、皮肤，甚至经由呼吸道吸入体内，引起中毒。

（2）使用中中毒：农民在田间喷洒有机磷杀虫剂的过程中，如果药液接触皮肤或湿透的衣服经皮肤吸收，或由呼吸道吸入空气中的有机磷杀虫剂，就可能发生中毒。

（3）生活中中毒：误服或故意服用杀虫剂，饮用或食用被杀虫剂污染的水源或食物是生活中中毒的主要原因。由于摄入量较大，这种中毒途径通常比经呼吸道吸入或经皮肤吸收中毒起病更急、症状更严重。

2.临床表现

急性中毒的发病时间和症状与毒物的种类、剂量、侵入人体的途径以及机体的状态（如空腹或进餐）等有着密切的关系。口服中毒者，服用后10分钟至2小时内出现中毒症状；吸入中毒者，在吸入后30分钟内出现症状；皮肤吸收者，在皮肤接触大约2～6小时出现中毒症状。中毒后，患者会出现急性胆碱能危象，表现为：

（1）毒蕈碱样症状：最早出现，主要是由于副交感神经末梢过度兴奋引起，出现平滑肌痉挛和腺体分泌增加。平滑肌痉挛的表现是瞳孔缩小、腹痛和腹泻；括约肌松弛的表现是大小便失禁；腺体分泌增加引起大汗、流泪和流涎；气道分泌物增加的表现是咳嗽、气促、呼吸困难、双肺听诊可闻及干湿性啰音，严重者甚至会出现肺水肿。

（2）烟碱样症状：乙酰胆碱在横纹肌神经肌肉接头部位过多蓄积，持续刺激突触后膜上的烟碱受体，导致颜面部、眼睑、舌、四肢和全身横纹肌出现肌纤维颤动，甚至出现强直性痉挛。患者会出现牙关紧闭、抽搐、全身紧束压迫感，后期可能出现肌力减退和瘫痪，严重时出现呼吸肌麻痹，引起周围性呼吸衰竭。此外，乙酰胆碱还可以刺激交感神经节，促使节后神经纤维末梢释放儿茶酚胺，导致血压增高、心率增快。

（3）中枢神经系统症状：当血液中的乙酰胆碱浓度明显降低，脑内乙酰胆碱的浓度超过60%时，一般不会出现中毒症状；然而，一旦脑内乙酰胆碱的浓度降至60%以下，患者会出现头晕、头痛、烦躁不安、谵妄、抽搐、昏迷等症状，在严重的情况下，部分患者可能因呼吸、循环功能衰竭而死亡。

3.中毒程度的判断

（1）轻度中毒：只存在毒蕈碱样症状，且全血胆碱酯酶活力在70%～50%。

（2）中度中毒：毒蕈碱样症状加重，并出现烟碱样症状，全血胆碱酯酶活力在50%～30%。

（3）重度中毒：不仅出现毒蕈碱样症状和烟碱样症状，而且伴有肺水肿、抽搐、昏迷、呼吸肌麻痹和脑水肿，全血胆碱酯酶活力已降至30%以下。

4.辅助检查

（1）全血胆碱酯酶活力测定：有机磷杀虫剂中毒诊断的特异性指标，对于判断中毒的程度、疗效和预后具有非常重要的意义。在正常情况下，人体的全血胆碱酯酶活力值为100%，如果降至70%以下，则具有临床意义。但是，需要注意的是，全血胆碱酯酶活力数值的下降程度与病情的轻重程度并不完全平行。

（2）尿液中有机磷杀虫剂分解产物的测定：对硫磷和甲基对硫磷在体内氧化分解生

成对硝基酚，敌百虫分解转化为三氯乙醇，通过检测尿中的对硝基酚或三氯乙醇，有助于对有机磷杀虫剂中毒进行诊断。

5.诊断要点

（1）中毒者有口服、喷洒或其他方式接触有机磷杀虫剂史。

（2）出现有机磷杀虫剂中毒的表现，特别是患者身体污染的部位、呼出的气体、呕吐物中可以闻到有机磷杀虫剂特征性的大蒜味。

（3）全血胆碱酯酶活力在30%以下。

（4）血液、胃内容物中可以检测到有机磷杀虫剂及其代谢产物。

（二）一氧化碳中毒

一氧化碳是一种无色、无味、无刺激性的气体，通常是在含碳燃料（如煤、汽油、天然气）燃烧不完全时产生的。当空气中的一氧化碳浓度达到12.5%时，就会出现爆炸的危险。吸入过量的一氧化碳出现的中毒称为急性一氧化碳中毒，是生活和职业中常见的中毒事件。特别是在冬季，使用炉子取暖、汽车空调取暖等，都是临床中常见的一氧化碳中毒的气体来源。另外，在合成氨、甲醇和甲醛的生产过程中，一氧化碳也是必需的原料，如果缺乏适当的防护措施或通风不良，就有可能发生急性一氧化碳中毒。

当一氧化碳经呼吸道吸入体内时，立即和血红蛋白结合形成碳氧血红蛋白（CO-Hb）。COHb不仅无法携带氧气，还会干扰氧合血红蛋白（HbO_2）的解离，进而阻碍氧气的释放和传输，导致血液中的氧气浓度降低，引起组织缺氧。

1.中毒原因

（1）工业中毒：在工业生产中，高炉煤气发生炉和炼钢、炼焦、烧窑等生产过程中都会产生大量的一氧化碳。其中高炉煤气发生炉中的一氧化碳含量约占30%～50%，水煤气中的一氧化碳含量约占30%～40%。如果在操作过程中炉门、窑门关闭不严、煤气管道漏气或者煤矿瓦斯爆炸，都会产生大量的一氧化碳，导致吸入性中毒。此外，火灾现场空气中的一氧化碳浓度可能高达10%，这也可能引起现场人员中毒。

（2）生活中毒：在日常生活中，冬季家庭中使用煤炉取暖和煤气泄漏是一氧化碳中毒最常见的原因。煤炉产生的气体中一氧化碳的含量高达6%～30%，如果在使用过程中防护措施不到位，很容易发生中毒。

2.临床表现

患者的中毒表现受多种因素影响，包括空气中的含氧量、一氧化碳的浓度、血液中COHb的浓度、暴露于一氧化碳的时间，以及是否同时暴露于其他有毒气体中，如二氧化碳和二氯甲烷等。此外，患者的健康状况和中毒时进行的体力活动也与中毒表现有关。

（1）神经系统

1）中毒性脑病：急性一氧化碳中毒会导致大脑弥漫性功能和器质性损害，表现为不同程度的意识障碍，精神症状如抽搐、癫痫、偏瘫、单瘫等症状。

2）脑水肿：患者出现意识障碍、呕吐、颈部抵抗、视神经盘水肿等症状。

3）脑疝：患者出现深度昏迷、呼吸不规则、瞳孔形状不规则和对光反射消失等症状。

4）皮肤自主神经营养障碍：在少数重症患者中，四肢和躯干可能出现红肿或大小不一的水疱，且这些水疱连成片。

（2）呼吸系统：患者出现急性肺水肿和急性呼吸窘迫综合征的症状。

（3）循环系统：少数患者出现休克、心律失常。

（4）泌尿系统：可能出现急性肾小管坏死和急性肾功能衰竭，主要和呕吐、补液量不足、脱水、尿量减少和血压降低等因素有关。

（5）休克：患者出现血压下降，脉压差减小，脉搏细速，四肢末梢湿冷，皮肤颜色苍白，毛细血管充盈时间延长，少尿或无尿等表现。

（6）急性一氧化碳中毒迟发脑病：指患者从昏迷中清醒之后，经过2～3周的假愈期，会出现神经系统疾病，以痴呆、精神症状和锥体外系异常为主。具体表现为：

1）精神异常或意识障碍，表现为痴呆、谵妄、木僵或去大脑皮质状态。

2）锥体外系神经障碍，出现震颤麻痹综合征，主要表现是表情淡漠、四肢肌张力增强、静止性震颤、前冲步态等。

3）锥体系神经障碍，表现为偏瘫、病理征阳性或大小便失禁等。

4）大脑皮质局灶性功能障碍，出现失明、失语、无法站立等症状。

5）脑神经及周围神经损害，出现视神经萎缩、听神经损害和周围神经病变的表现。

3.病情严重程度

在正常人体血液中，碳氧血红蛋白（COHb）的含量为5%～10%。急性一氧化碳中毒的表现和血液中COHb的浓度有密切关联，同时也受到患者自身健康状况的影响，如是否存在心脑血管疾病，以及中毒时是否在进行体力活动等。依据中毒的程度不同分为三级：

（1）轻度中毒：当血液中COHb的浓度达到10%～30%时，患者会出现头痛、头晕、恶心、呕吐、心悸和四肢无力等不同程度的症状。对于患有冠心病的患者，还可能出现心绞痛。此时，如果能够及时脱离中毒环境，并吸入氧气或新鲜空气，患者的症状很快就会消失。

（2）中度中毒：当血液中COHb的浓度达到30%～40%时，患者会出现胸闷、气短、呼吸困难、幻觉、视物不清、判断力降低、运动失调、嗜睡、意识模糊或浅昏迷等症状。口唇黏膜可呈现樱桃红色。经氧疗后，患者可恢复正常且不出现并发症。

（3）重度中毒：血液COHb的浓度达到40%～60%时，患者立即出现昏迷、呼吸抑制、肺水肿、心律失常或心力衰竭等表现。患者可能出现去皮质综合征，表现为无意识睁眼、闭眼，瞳孔对光反射、角膜反射异常，四肢肌张力高，病理反射阳性；进食的时候出现无意识吞咽，但无自发动作；对外界的刺激反应消失，大小便失禁，上肢屈曲、下肢强直，部分患者合并吸入性肺炎。机体受压部位的皮肤会出现压力性损伤，表现为红肿和水疱。眼底检查可以发现视神经盘水肿。

患者出现以下情况时，说明病情危重：①持续抽搐、昏迷的时间大于8小时；②动脉血氧分压（PaO₂）小于36 mmHg，动脉二氧化碳分压（PaCO₂）大于50 mmHg；③昏迷，伴有严重的心律失常或心力衰竭；④并发肺水肿。

4.辅助检查

（1）血液中COHb的定性和定量测定：定量检测COHb浓度的准确度高于定性检测。

（2）实验室检查：诊断一氧化碳中毒的实验室重要指标是血清酶学升高和血气分析。一氧化碳中毒时，血清酶学中的磷酸肌酸酶、乳酸脱氢酶、天门冬氨酸转氨酶、丙氨酸转氨酶可达到正常值的10～100倍。肾功能检测指标是重症患者的常规检查项目。

5.诊断要点

依据患者吸入较高浓度一氧化碳的接触史，急性发作的中枢神经系统损害的症状和体征，再结合COHb的测定结果，就可以诊断是否为急性一氧化碳中毒。对于职业中毒者，多为意外事故，其接触史比较明确。对于怀疑生活中毒者，应该询问发病时的环境情况，如炉火烟囱是否存在通风不良或气体泄漏的现象，以及同室人员是否有相同症状等。

（三）镇静催眠药物中毒

镇静催眠药物是一种抑制中枢神经系统的药物，具有镇静和催眠作用，小剂量使用时，可以使人体处于安静或嗜睡状态，而大剂量使用则可以麻醉全身，包括延髓中枢中毒，一次性摄入大剂量此类药物可能出现急性镇静催眠药物中毒。本节主要介绍苯二氮䓬类和巴比妥类镇静催眠药中毒。

1.分析原因

主要是过量服用引起。

2.临床表现

不同种类的镇静催眠药物具有不同的临床表现：

（1）苯二氮䓬类镇静催眠药中毒

中枢神经系统的症状相对较轻，主要表现为嗜睡、头晕、言语不清、意识模糊和共济失调，很少出现长时间的深度昏迷、呼吸抑制、休克等严重症状。

（2）巴比妥类镇静催眠药物中毒

1）轻度中毒：患者出现嗜睡，注意力分散、记忆力减退、言语表达不清，可以被唤醒，出现判断力和定向力障碍，步态不稳。但是，各种反射存在，生命体征正常。

2）中度中毒：患者出现昏睡或浅昏迷、腱反射消失、呼吸变得浅而慢、眼球震颤，血压正常，角膜反射和吞咽反射存在。

3）重度中毒：患者出现进行性中枢神经系统的抑制症状，由嗜睡逐渐陷入深昏迷状态，呼吸变得浅而慢，甚至停止，血压快速下降甚至出现休克。此外，还出现体温不升、腱反射消失、肌张力下降、胃肠蠕动减慢等。一旦并发肺炎、肺水肿、脑水肿、急性肾功能衰竭，将对患者的生命构成严重威胁。

出现下列指标，提示患者的病情危重：①昏迷；②气道阻塞、呼吸衰竭；③休克、急性肾功能衰竭；④合并肺炎等感染。

3.诊断要点

根据可疑药物摄入史，以中枢神经系统为主要症状、意识障碍伴瞳孔缩小等体征，可初步诊断为苯二氮䓬类镇静催眠药物中毒。

二、急救措施

（一）有机磷杀虫剂中毒

1.现场急救

（1）当发现患者有机磷杀虫剂中毒时，立即将其带离中毒现场，并迅速清除其身上的毒物。

（2）为了彻底清除还没有被机体吸收的毒物，应迅速采取措施，如脱掉污染的衣服，并用肥皂水清洗污染的皮肤、毛发和指甲；如果眼部受到污染，应使用清水、生理盐水、2%碳酸氢钠溶液或3%硼酸溶液进行冲洗。

（3）对于口服中毒者，应使用清水反复进行催吐，以减少胃内毒物的吸收。

2.院内急救

（1）进一步清除毒物：口服中毒者应使用清水、2%碳酸氢钠溶液（敌百虫中毒者禁止使用，以免形成毒性更强的敌敌畏）或者1:5000高锰酸钾溶液进行反复洗胃。首次洗胃后应保留胃管，间隔3至4小时后再重复洗胃，直到洗出的液体清亮为止。然后，将20～40 g的硫酸钠溶解于20 mL的水中，口服后观察30分钟，如果没有导泻作用，再口服或经鼻胃管注入500 mL水。

（2）紧急复苏：对于急性有机磷杀虫剂中毒者，如果出现肺水肿、呼吸肌麻痹、呼吸中枢衰竭等严重危及生命的情况，立即进行复苏措施。

1）清除患者呼吸道内的分泌物，以保持呼吸道通畅。同时，吸入高流量氧气，并根据病情需要使用机械通气，以维持正常呼吸。

2）出现心脏停跳时，立即进行胸外心脏按压复苏术。

3）患者出现肺水肿，应使用阿托品，以解除平滑肌和小血管痉挛，改善微循环，同时抑制腺体分泌，兴奋呼吸中枢。

（3）解毒剂的应用：在处理急性有机磷杀虫剂中毒时，应根据患者的具体病情，早期、足量、联合、重复使用解毒药物，并选择合适的给药途径。常用解毒药物包括抗胆碱药物（阿托品和盐酸戊乙奎醚）、胆碱酯酶复能剂（碘解磷定、氯解磷定）和解磷注射液。

【洗胃操作技术】

★目的

清除胃内的毒物，以减少毒物的吸收，使用灌洗液中和解毒，适用于急性食物或药物中毒。在服毒后的4～6小时内进行洗胃效果最好。

★操作前准备

（1）评估并解释

1）评估：患者的年龄、中毒情况、意识状态、生命体征等基本情况；操作部位，如口腔黏膜有无损伤，有无活动义齿；以及患者对洗胃的耐受力、合作程度和心理状况等因素。

2）解释：向患者和家属解释洗胃的目的、操作方法、操作过程中的注意事项和配合要点。

（2）患者准备

根据病情摆放患者合适体位。

（3）环境准备

抢救室安静、整洁、光线充足、温度适宜。

（4）操作者准备

着装整洁、洗手、戴口罩。

（5）用物准备

1）口服催吐法：水杯、压舌板或筷子、水温计、弯盘、防水布；内盛洗胃液和污水的水桶各1只；标本瓶；依据毒物的性质准备洗胃液，饮水量1000～2000 mL，洗胃液温度25～38 ℃。具体见表5-2。

2）洗胃机洗胃法：无菌洗胃包（胃管、镊子、纱布）、防水布、治疗巾、标本瓶、量杯、水温计、压舌板、弯盘、棉签、50ml注射器、听诊器、手电筒、液体石蜡、胶带；患者昏迷时治疗碗内备张口器、牙垫、舌钳；内盛洗胃液和污水的水桶各1只；洗胃溶液；全自动洗胃机。

表5-2　常用洗胃溶液

毒物种类	常用溶液	禁忌药物
酸性毒物	镁乳、蛋清水①、牛奶	
碱性毒物	5%醋酸、白醋、蛋清水、牛奶	
氰化物	3%过氧化氢溶液②引吐，1：5000～1：20000高锰酸钾洗胃	
敌敌畏	2%～4%碳酸氢钠溶液、1%盐水、1：5000～1：20000高锰酸钾溶液	

续表5-2

毒物种类	常用溶液	禁忌药物
1605、1059、4049	2%~4%碳酸氢钠溶液	高锰酸钾③
敌百虫	1%盐水或清水，1:5000~1:20000高锰酸钾	碱性药物④
DDT（灭害灵）、666	温开水或生理盐水洗胃、50%硫酸镁导泻	油性药物
酚类毒物	50%硫酸镁导泻，温开水或植物油洗胃直至没有酚味停止，洗胃后多次进食牛奶、蛋清，保护胃黏膜	液体石蜡
河豚、生物碱、毒蕈	1%~3%鞣酸	
苯酚（石炭酸）	1:5000~1:20000高锰酸钾	
巴比妥类（安眠药）	1:5000~1:20000高锰酸钾，硫酸钠导泻⑤	硫酸镁
异烟肼（雷米封）	1:5000~1:20000高锰酸钾，硫酸钠导泻	
发芽马铃薯（龙葵素）	温水、盐水、食用醋、1%活性悬浮溶液等	
灭鼠药		
1.磷化锌	1:5000~1:20000高锰酸钾、0.5%硫酸铜洗胃，0.5%~1%硫酸铜⑥溶液10 mL/次，5~10 min口服一次，使用压舌板刺激舌根引吐	鸡蛋、牛奶、脂肪及其他油类食物⑦
2.抗凝血类（敌鼠钠等）	催吐、温水洗胃、硫酸钠导泻	碳酸氢钠溶液
3.有机氟类（氟乙酰胺等）	0.2%~0.5%氯化钙或淡石灰洗胃，硫酸钠导泻，进食豆浆、蛋白水、牛奶等	

注：①蛋清水可以黏附在黏膜表面或创面上，保护创面，并减轻疼痛。②氧化剂使化学性毒物氧化，改变其性能，减轻或去除其毒性。③1605、1059、4049等有机磷杀虫剂禁忌使用高锰酸钾进行洗胃，因高锰酸钾会将其氧化为毒性更强的物质。④敌百虫遇到碱性药物会分解成毒性更强的敌敌畏，这个分解过程随着碱性的增强和温度的升高而加速。⑤采用硫酸钠导泻，利用其在肠道内形成的高渗压，可以阻止肠道水分和残存的巴比妥类药物的吸收，促使其排出体外。硫酸钠对心血管和神经系统没有抑制作用。因此，不会加重巴比妥类药物的中毒症状。⑥在处理磷化锌中毒时，口服硫酸铜可以将磷化锌转化成无毒的磷化铜沉淀，从而阻止毒物吸收，促进其排出体外。⑦磷化锌容易溶于油类物质，不要食用脂肪类食物，以免促进磷的溶解和吸收。

★操作步骤

（1）核对：患者的床号、姓名和腕带信息。

（2）实施洗胃。

★口服催吐法，具体见图5-6。

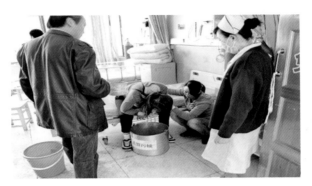

图5-6　口服催吐法

1）体位：协助清醒的患者取坐位。

2）准备：给患者系上围裙、患者座位前或床旁放置污物桶。

3）自饮灌洗液：指导患者自行饮用灌洗液，饮液量1次300～500 mL。

4）催吐：患者通过自呕或者使用压舌板刺激舌根，以催吐。

5）结果：患者反复自饮、催吐，直到吐出的灌洗液清澈无味为止。

★全自动洗胃机洗胃法，具体见图5-7。

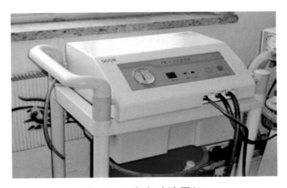

图5-7　全自动洗胃机

1）操作前检查：连通电源，检查并确认洗胃机的功能完好，连接各种管道。

2）插入胃管：使用液体石蜡润滑胃管前端，润滑长度为插管长度的1/3；将胃管经患者的口腔插入，直至其到达胃内约55～60 cm，插入的长度为患者前额发际到剑突的距离。为了确认胃管是否在胃内，可以使用三种方法中的任意一种，如听气过水声法、抽吸胃液法、检查胃管末端是否有气泡逸出；确认之后使用胶布固定胃管。

3）连接洗胃管：将配制好的洗胃液倒入水桶内，将药管的一端放入洗胃液的桶内，污水管的一端放入空水桶中，胃管的一端与患者已插入的胃管连接，并调节药量的流速。

4）吸出胃内容物：按下洗胃机的"手吸"键，将胃内容物吸出并送检；然后，按下"自动"键，洗胃机将自动完成对胃的冲洗，直到洗出液清澈无味为止。

5）观察：在洗胃过程中，需要随时观察洗出液的性质、颜色、气味、量以及患者的神志、面色、脉搏、呼吸和血压的变化。

6）拔管：洗胃结束后，将胃管反折拔出。

7）整理：协助患者漱口、洗脸，安置于舒适体位；清理、整理用物。

8）清洁：将洗胃机的药管、胃管和污水管同时放入清水中，按下"清洗"键进行清洗，清洗结束后，同时取出三个管道，等待洗胃机里面的水全部排完后，按下"停机"键关机。

9）记录：记录灌洗液的名称、灌洗量，洗出液的颜色、气味、性质、量，患者的反应。

★注意事项

（1）在洗胃前应及时了解患者中毒情况，包括中毒的时间、途径、毒物的种类、性质及摄入量，并确认患者在此之前是否出现过呕吐。

（2）了解洗胃的适应证和禁忌证至关重要。①适应证主要包括非腐蚀性毒物中毒，例如有机磷、安眠药、重金属、生物碱中毒和食物中毒等。对于这类中毒，洗胃是一种有效的急救措施。②禁忌证：强腐蚀性毒物（强酸、强碱）中毒、肝硬化伴有食管胃底静脉曲张、胸主动脉瘤，以及近期内出现上消化道出血和胃穿孔等情况。对于上消化道溃疡、食管静脉曲张和胃癌患者，一般不进行洗胃，而对于昏迷患者，应谨慎洗胃。

（3）在处理急性中毒者时，应首先选择口服催吐的方法，必要时再进行洗胃，以减少毒物的吸收。在插管过程中，应动作轻柔、迅速，避免食管黏膜受损或管道误入气管。

（4）在中毒物质不明确时，应选择温水或生理盐水作为洗胃溶液。一旦明确毒物性质后，应立即使用拮抗剂进行洗胃，以清除胃内毒物。

（5）在洗胃过程中，要密切观察患者面色、生命体征、意识状态、瞳孔变化以及口鼻黏膜和口中气味的变化。同时，需警惕可能出现的洗胃并发症，如急性胃扩张、胃穿孔变化，大量低渗液洗胃引起的水中毒、电解质紊乱、酸碱平衡失调，以及昏迷患者误吸或过量胃内容物反流导致的窒息。此外，还可能出现迷走神经兴奋导致的反射性心脏骤停。因此，需及时观察并采取相应的急救措施，并做好相关记录。

（6）在洗胃结束后，需注意观察患者胃内容物的清除情况，以及中毒症状是否得到缓解或控制。

3.预防措施

（1）防止有机磷杀虫剂生产过程中的中毒

在有机磷杀虫剂生产过程中，严格遵守操作规范，加强安全防范意识，操作中应该佩戴手套、穿不裸露皮肤的工作服、戴好眼罩、确保口罩遮住口鼻，一旦出现手套、工作服、口罩破损立即更换，以免毒物经皮肤、呼吸道进入人体内引起中毒。此外，定期检查生产设备，以确保密封严密，避免出现有机磷杀虫剂"跑、冒、滴、漏"经皮肤吸收、呼吸道吸入致中毒。

（2）避免有机磷杀虫剂使用过程中的中毒

使用有机磷杀虫剂过程中，农民在喷洒农药时，要戴好口罩、帽子、手套，衣服要遮住皮肤，以防止经皮肤吸收及经呼吸道吸入空气中的有机磷杀虫剂发生中毒。

（3）预防生活中的中毒

家中的有机磷杀虫剂应有明确的标识，放在儿童不易接触的地方。避免饮用被杀虫剂污染的水源或食用被污染的食物。

（二）一氧化碳中毒

1.现场急救

（1）施救人员做好自我防护：在施救过程中，进入有毒气体区域的施救人员，必须穿戴防护器具，不要站在下风向。同时，应立即阻断毒物的污染源，并采取相应措施排出有毒气体，以确保施救人员的安全。

（2）迅速脱离中毒环境：在处理急性一氧化碳中毒时，首先迅速将患者转移至空气流通的地方，这样有助于患者吸入新鲜空气，保持呼吸通畅，同时进行适当保暖。此外，注意保持环境安静，以减少对患者的刺激。

（3）保持呼吸道通畅：在处理急性一氧化碳中毒时，保持患者呼吸道的通畅是非常关键的。应及时清除呼吸道内的堵塞物，解开患者的衣扣，确保其呼吸道通畅。在必要时，给予患者吸氧或进行人工呼吸。如果有条件，可以使用呼吸器及吸痰器等急救设备进一步保障患者的呼吸通畅。

（4）现场氧疗：在运送患者的过程中，氧疗是治疗的重要环节之一，应使用现场准备的吸氧装置，立即给予患者高流量、高浓度的吸氧治疗。氧疗的给氧方式主要有两种：①鼻导管吸氧：这是最经济且便于现场实施的氧疗方式，通过鼻导管或鼻塞为患者吸入氧气，具体见图5-8。②面罩吸氧：包括简易面罩、贮氧袋面罩和文丘里面罩，具体见图5-9。简易面罩主要适用于缺氧严重但没有出现二氧化碳潴留的患者。文丘里面罩则主要适用于低氧血症伴有高碳酸血症的氧气治疗。

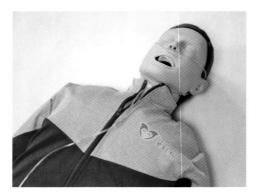

图 5-8　鼻导管吸氧

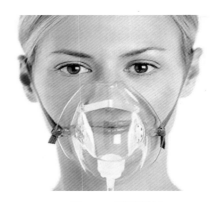

图 5-9　面罩吸氧

2.院内急救

一般情况下，高压氧治疗适用于院内治疗一氧化碳中毒者。高压氧治疗通过增加血液中物理溶解氧的含量，为组织、细胞提供充足的氧气，同时，提高肺泡氧分压，加速血红蛋白与一氧化碳的解离，进一步清除体内的一氧化碳。高压氧治疗不仅可以缩短病程，降低患者的死亡率，还有助于减少或防止迟发性脑病的发生。除了高压氧治疗，还需要采取相应措施防治脑水肿。

3.预防措施

我们应该加强一氧化碳中毒的预防宣传，让人们了解其危害。对于居室内的火炉，必须安装烟筒管道和烟雾报警器，并确保管道密封，防止气体泄漏。在厂矿工作中，操作者应严格遵守安全操作规程，确保工作环境安全。同时，矿井下应加强空气中一氧化碳浓度的监测和报警，及时发现并处理潜在的安全隐患。当进入一氧化碳浓度含量高的环境时，应佩戴合格的防毒面具，以保护自身安全。

（三）镇静催眠药物中毒

1.现场急救

首先进行现场评估，如生命体征不稳定，应立即给予现场抢救。

（1）重点关注气道管理：侧卧位转运，监测血氧饱和度（SpO_2），意识不清伴频繁呕吐者，或 SpO_2 极不稳定，低于 85% 时可立即进行气管插管，以达到气道通畅，改善氧合的目的。

（2）服药时间短，神志尚清者，可现场指导催吐，以减少药物在体内进一步吸收。

（3）维持血压正常：快速建立静脉通路进行输液，以补充血容量。

（4）心电监护：密切监测患者心率，出现心律失常时，应给予抗心律失常药物；监测血氧饱和度，一旦出现低氧血症应立即给予吸氧治疗。

（5）促进意识恢复：昏迷患者经静脉注射 50% 葡萄糖注射液和纳洛酮进行治疗性诊断。

2.院内急救

（1）快速清除体内毒物

1）洗胃：对于口服中毒的患者，早期应使用清水进行洗胃，如果服用药物的剂量比较大者，即使服药时间超过6小时，仍然需要洗胃治疗。

2）活性炭和导泻：活性炭可以有效吸附各种镇静催眠药物。同时，在使用活性炭时，还可以使用硫酸钠进行导泻。

3）碱化尿液、利尿：使用碱性药物和利尿剂可以减少毒物在肾小管的重吸收，使长效巴比妥类镇静催眠药物的肾排泄量提高5~9倍。

4）血液透析、血液灌流：适用于本巴比妥类镇静催眠药物中毒引起的危重患者。

（2）特效解毒剂：目前，针对巴比妥类镇静催眠药物中毒并没有特效解毒剂。但是，苯二氮䓬类镇静催眠药物的特异性拮抗剂是氟马西尼。

3.预防措施

（1）针对情绪不稳定，具有自杀倾向者，要将家中的镇静安眠药物严格保管，避免使其单独居住，以防过量服药。

（2）针对大剂量使用镇静催眠药物的失眠患者，告知其应严格遵医嘱用药，逐渐减量至停药，避免突然停药。

（3）有儿童的家庭，监护人应加强安全防范意识，不要将药物放到儿童能够触及的地方，以防误服引起中毒。

三、案例分析

案例二十二 有机磷杀虫剂中毒

【场景一】事发现场

张某某，女，57岁；与家属吵架后服用乐果，量未知，后告诉家属误服药物，当时意识清楚，无头晕、心慌，无胸闷气短等特殊不适。

问题1：

患者家属应如何处理？

处理措施：

（1）催吐：指导患者身体前倾，并用手指刺激咽喉部，引起呕吐反射，排出胃内容物。如果胃内容物过于黏稠不易吐出，可让患者先喝适量的微温清水或盐水，然后再进行催吐。如此反复进行，直到吐出的液体清澈无味为止；

（2）除去污染衣物，用清水冲洗毒物接触的身体部位（切忌用热水或少量水擦洗）。

问题2：

半小时后患者出现恶心、呕吐，呕吐物有大蒜味，口腔流涎，意识不清，家属立即拨打120。120急救车到达现场，针对患者情况急救医生和护士应评估哪些内容？

处理措施:

（1）及时了解患者中毒的毒物种类、剂量、毒物进入的途径、中毒的时间和经过等;

（2）对患者身体受污染部位进行检查，并观察其呼出的气味和呕吐物的形态;

（3）检查患者的神志、瞳孔、面色、生命体征变化。

问题3:

体格检查：患者出现神志不清、皮肤湿冷、肌肉颤动、瞳孔缩小呈针尖样改变; T 35.9 ℃，R 29次/分，P 110次/分，BP 90/58 mmHg。此时患者最可能出现了什么问题？针对患者该问题应如何处理？

处理措施:

初步考虑患者出现了药物中毒。

（1）清除患者呼吸道内的分泌物，确保呼吸道通畅，并进行吸氧，根据病情需要，使用呼吸机进行机械通气;

（2）迅速建立静脉通路，使用阿托品，根据病情调整给药时间，每10~30 min或1~2 h给药一次，直到症状消失;

（3）立即使用担架将患者抬上救护车;

（4）紧急送往医院，运送途中维持呼吸道通畅，密切观察患者神志、瞳孔、体温等变化，同时做好复苏准备。

【场景二】急诊科

120急救车转运至医院急诊科抢救室，与急诊科医生交接，讲述患者受伤过程及病情判断。患者神志不清，瞳孔针尖样缩小，对光反射消失。护士立即行心电监护，示：R 28次/分，P 112次/分，BP 80/40 mmHg。双肺呼吸音较弱，听诊未闻及干湿性啰音。确诊为有机磷农药中毒、呼吸衰竭。

问题:

接诊医护人员对患者如何处理？

处理措施:

（1）立即洗胃，胃肠减压持续;

（2）急查血标本（血常规、生化、凝血常规、动脉血气）、尿标本、心电图;

（3）急查上下腹部CT，床旁X线，腹部彩超，心脏彩超;

（4）灌肠：硫酸镁30 mL+甘油灌肠剂60 mL+生理盐水90 mL;

（5）静脉补液：葡萄糖氯化钠500 mg;艾司奥美拉唑钠40 mg+生理盐水100 mL;甲泼尼龙琥珀酸钠500 mg+生理盐水100 mL;碳酸氢钠250 mL;

（6）留置导尿，记录出入量;

（7）立即行血液透析;

（8）鼻饲：维加特100 mg+麦滋林0.67 g+枯草杆菌二联活菌颗粒1 g;口服乳果糖溶液。

案例二十三 一氧化碳中毒

【场景一】事发现场

宋某某，男，50岁；独居，家用煤炉取暖，于清晨被家人发现昏迷于房内，具体时间不详。

问题1：

在事发现场应采取哪些处理措施？

处理措施：

（1）首先将患者快速转移到通风良好、空气新鲜的地方；

（2）解开患者衣扣，确保呼吸道通畅；

（3）患者已出现昏迷，应将其放置于平卧体位，头偏向一侧，以防止误吸发生；

（4）评估患者神志、呼吸等情况，同时拨打120急救电话（告知所在位置、患者情况）。

问题2：

120急救车到达现场，针对患者情况急救医生和护士应评估哪些内容？

处理措施：

（1）初步判断患者是否存在一氧化碳的接触史；

（2）通过观察、询问等方法了解患者中毒的周围环境情况，停留时间和出现昏迷的情况；

（3）快速检查患者的神志状态、瞳孔、生命体征和皮肤黏膜等情况。

问题3：

体格检查：患者意识不清，口唇呈樱桃红；T 36.8℃，P 125次/分，律齐，R 12次/分，BP 123/73 mmHg，SpO_2 54%。此时患者最可能出现了什么？针对患者应如何处理？

处理措施：

初步考虑患者出现了一氧化碳中毒。

（1）给予高浓度、高流量现场氧疗；

（2）清理口鼻腔异物，以确保呼吸道通畅；

（3）快速建立静脉输液途径进行补液治疗，以维持循环稳定；

（4）使用担架将患者转运到救护车；

（5）迅速将患者送往医院，转运途中患者应保持平卧体位，头偏向一侧，并监测患者的生命体征，观察病情变化。

【场景二】急诊科

120急救车转运至医院急诊科抢救室，与急诊科医生交接，讲述患者受伤过程及病情判断。患者意识不清，护士立即行心电监护，示：R 18次/分，P 112次/分，BP 126/68 mmHg，SpO_2 67%。确诊为一氧化碳中毒。

问题：

接诊医护人员对患者如何处理？

处理措施：

（1）联系高压氧舱科室，立即为患者行高压氧治疗；

（2）急查血标本（血常规、生化指标、凝血指标、动脉血气、肝肾功能和血离子）、尿标本、心电图；

（3）急查头颅CT；

（4）输液：20%甘露醇250 mL；依达拉奉 + 生理盐水250 mL；呋塞米20 mg。

案例二十四　镇静催眠药物中毒

【场景一】事故现场

夏某某，女，36岁；服富马酸喹硫平片约30片，后告诉家属误服药物，当时意识清楚，无头晕、心慌，无胸闷气短等特殊不适。

问题1：

现场应如何处理？

处理措施：

应立即催吐，让患者身体前倾，用手指刺激咽喉部，以诱发呕吐反应，促进胃内容物的排出。如果胃内容物过于黏稠不易吐出时，可先让患者喝适量的微温清水或盐水，然后再进行催吐。如此反复进行，直到吐出的液体清澈时，即可停止。

问题2：

患者服药2 h后，出现意识不清，家属立即拨打120。120急救车到达现场，针对患者情况急救医生和护士应评估哪些内容？

处理措施：

（1）判断是否存在超量的精神类药物服用史；

（2）向家属询问，以了解患者用药的种类、剂量、服用时间，是否有长期服用该药物、在服用该药前后是否有饮酒，以及中毒前是否存在情绪激动等情况；

（3）观察患者神志、生命体征、尿量等。

问题3：

体格检查：患者意识不清；R 26次/分，P 102次/分，BP 80/50 mmHg。此时患者最可能出现了什么？针对患者应如何处理？

处理措施：

初步考虑患者出现了药物中毒。

（1）确保呼吸道通畅，并给予吸氧治疗，分析病情，必要时进行气管插管；

（2）建立静脉通路，维持循环稳定；

（3）使用担架将患者搬运到救护车；

（4）快速送往医院，转运途中患者应保持平卧体位，头偏向一侧。同时，监测生命体征，密切观察病情变化。

【场景二】急诊科

120急救车转运至医院急诊科抢救室，与急诊科医生交接，讲述患者受伤过程及病情判断。患者意识不清，瞳孔直径为4.0 mm，对光反射存在。护士立即进行心电监护，示：患者R 28次/分，P 112次/分，BP 82/48 mmHg。肺部听诊闻及双肺呼吸音粗，未闻及明显干湿啰音。确诊为药物中毒，低血容量性休克。

问题：

接诊医护人员对患者如何处理？

处理措施：

（1）立即洗胃，持续胃肠减压；

（2）急查血标本（血液常规、生化指标、凝血指标、动脉血气）、尿液标本、心电图；

（3）急查上下腹部CT，床旁X线检查，腹部彩超；

（4）灌肠：硫酸镁30 mL+甘油灌肠剂60 mL+生理盐水90 mL；

（5）输液：葡萄糖500 mL+维生素C注射液2 g；注射用艾司奥美拉唑钠40 mg+生理盐水100 mL；碳酸氢钠林格注射液500 mL；

（6）留置导尿，记录出入量；

（7）立即行血液透析。

（卜小丽）